ちょっとした刺激で「物忘れ」がなくなる脳の習慣

ホームライフ取材班〔編〕

青春新書
PLAYBOOKS

脳がすっきり！ 物忘れがなくなる習慣が大集合！

「あの俳優、ほら、名前なんだっけ？」「えっ、そんな約束してた？」

認知症まではいかないにしても、誰でも年を重ねると物忘れが多くなる。ときに恥ずかしい思いをしても、まあ、この年になったら仕方がない……と肩を落としつつ、心の中でつぶやいてはいないだろうか。

しかし、あきらめるのはまだ早い。日頃のちょっとした習慣によって、脳力をぐんとアップし、物忘れをなくすのは可能なのだ。例えば、指や耳たぶをマッサージして脳の血流を促進する、「脳のゴミ」を減らす料理であるカレーを食べる、散歩中ときどき「後ろ歩き」「ナンバ歩き」をして脳を混乱させる、2つのことを同時に行う「ながら作業」で前頭前野を活性化させる……。こうした簡単なことでOKだ。

本書では脳科学や栄養学、運動生理学、心理学、習慣術といった様々な面から、脳が活き活きとし、記憶のネットワークが力強くなる方法を集めた。こうした脳力アップ術を習慣に取り入れれば、頭は驚くほどすっきりし、物忘れをしなくなるはずだ。

ちょっとした刺激で「物忘れ」がなくなる脳の習慣

なぜ、「物忘れ」をするのか？

「脳力」をアップさせる習慣

しっかり「覚える」ための習慣

しっかり「思い出す」ための習慣

物忘れがなくなる「食事」の習慣

物忘れに効く注目の「栄養」

物忘れがなくなる「運動」の習慣

物忘れがなくなる「生活」の習慣

物忘れがなくなる「読書」の習慣

「楽しみ」ながら物忘れをなくす習慣

なぜ、「物忘れ」をするのか？

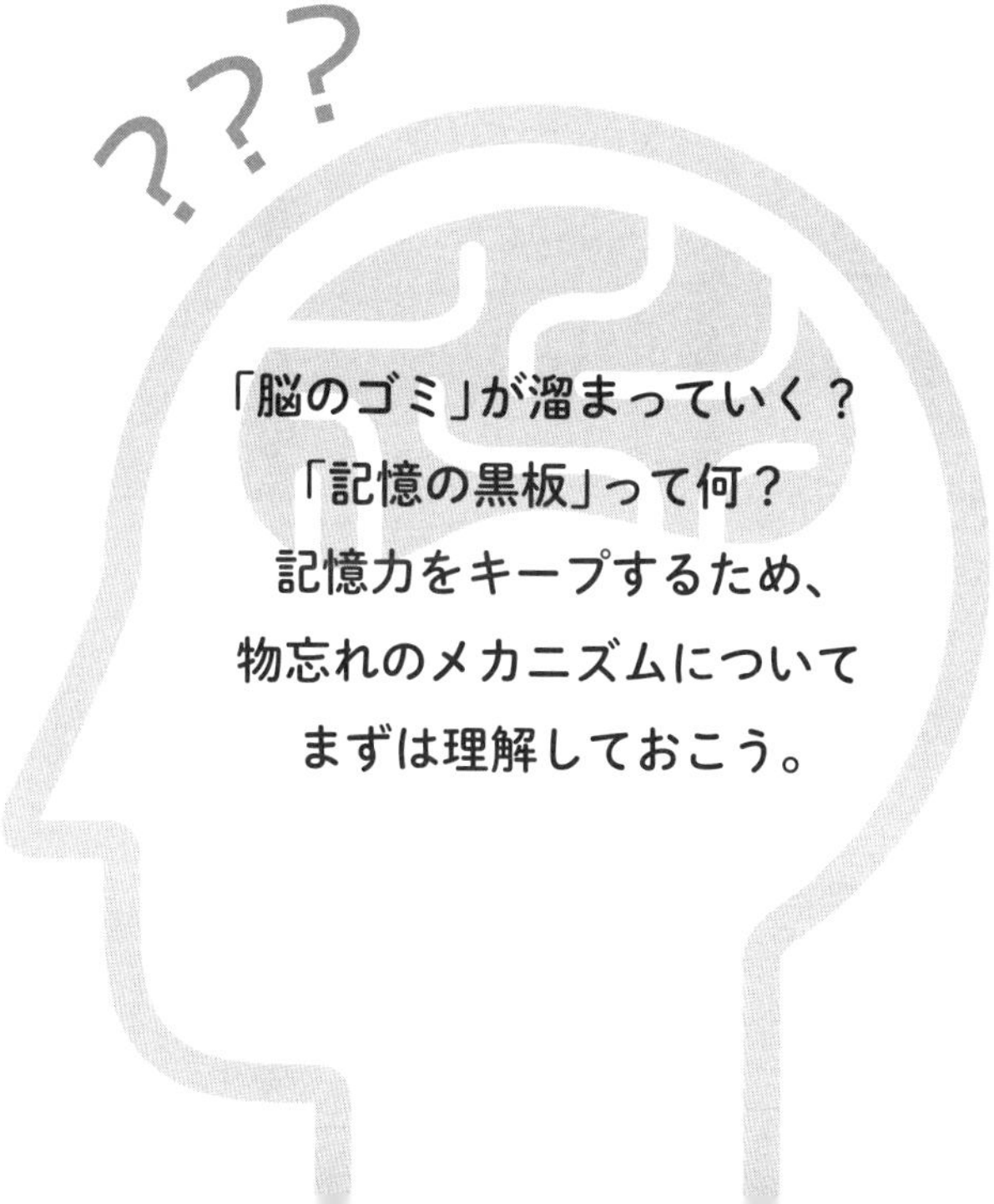

「脳のゴミ」が溜まっていく？
「記憶の黒板」って何？
記憶力をキープするため、
物忘れのメカニズムについて
まずは理解しておこう。

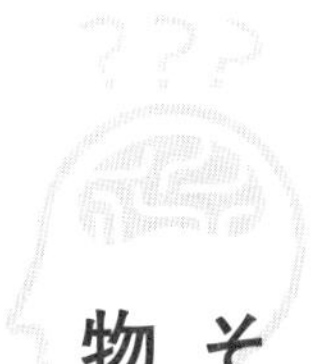

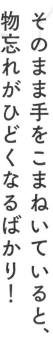

そのまま手をこまねいていると、物忘れがひどくなるばかり！

近頃、物覚えが悪くなって困る……こう思っている中年の人は多そうだ。しかし、これは大きな誤解。40、50代はもちろん、高齢者と呼ばれる年齢になっても、「覚える力」はほとんど衰えないことを知っておこう。

記憶は3つの過程に分けられる。まず、見たり聞いたりした情報を「覚える」ことからスタート。次に、脳内の倉庫にとどめて「保管する」ステップに移る。そして、必要に応じて倉庫から取り出す、つまり「思い出す」という最も重要な作業で締める。

加齢によって衰えやすいのは「思い出す」力。このため、中年以降、覚えているはずの人や店の名前がすぐに出てこなくなる。対策としては、食事や運動などを工夫して〝脳力〟を高める、思い出しやすいように覚える、思い出す力を刺激する、といったことが有効だ。単に物忘れが多いだけなら、こうした習慣で十分改善できる。

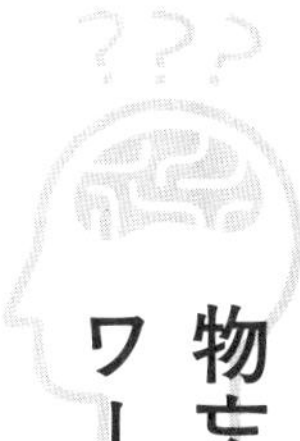

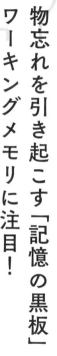

物忘れを引き起こす「記憶の黒板」ワーキングメモリに注目！

人間の記憶は、キープする時間によって3つに分けられる。まず、長い期間にわたって記憶される「長期記憶」。家族や身近な人の名前やエピソード、幼い頃の思い出、学んだ知識ほか、すぐに思い出せる多くの記憶がこの長期記憶に当たる。

次に、数10秒から数10分ほどで忘れる「短期記憶」。例えば、はじめてかける電話の番号がこれで、要件が済んだらきれいさっぱり忘れてしまう。覚えておきたい場合は、語呂合わせなどで覚えやすくしたり、繰り返し思い出したりしなければならない。その結果、長期記憶に変換され、脳内に長くとどめることができる。

短期記憶と関連しているが、少し違う働き方をする記憶が「ワーキングメモリ（作業記憶）」。物忘れと強くかかわっている機能で、何かの作業や行動をしながら、ごく短時間のみ記憶するときに使われる。例えば、会話をしながら聞いたことを覚えて、質問や相づちにつなげる。夕食の買い物をしながら、合計がいくらになるか、買ったものの金額を順番に足していく。テレビで見たレシピや雑学をノートにメモする。こういった日常生活でよくある様々なシーンで、ワーキングメモリは活躍している。

ワーキングメモリは、記憶を脳に深く刻み込むようなことはしない。ほんの一時的にわずかな数の記憶を蓄え、すぐにあっさり消去する。そして、新たに一時的な記憶を蓄えるという仕組みになっている。いわば記憶の黒板やメモ帳のようなものだ。

ワーキングメモリが働くのは、おでこの裏側にある「前頭前野」。思考や判断、コミュニケーションといった〝人間らしさ〟をつかさどる重要な部分だ。進化の歴史の中で新しく生まれたところで、その分、萎縮が早く始まり、加齢によって機能が少しずつ衰えていく。また、あまり使わないでいても、だんだんうまく働かなくなる。

こうした結果、買い物の途中で特売品に気を取られて、肝心のものを買い忘れてしまう……といったよくある物忘れをするようになる。認知症が原因ではない、こうした日常的な物忘れをなくすには、前頭前野を活性化させて、ワーキングメモリの機能を低下させないようにすることが非常に重要だ。

「記憶」の3タイプ

短期記憶

一時的に保管され、短い時間で忘れる記憶

↓ この記憶は重要だと、脳が判断すると

長期記憶

長期間忘れず、繰り返し思い出せる記憶

日常生活で欠かせない同時作業に関連

ワーキングメモリ

何かをしながら一時的に保管され、
ごく短時間で忘れる記憶の機能

【例えば、電話しながら要件のメモを取る場合】

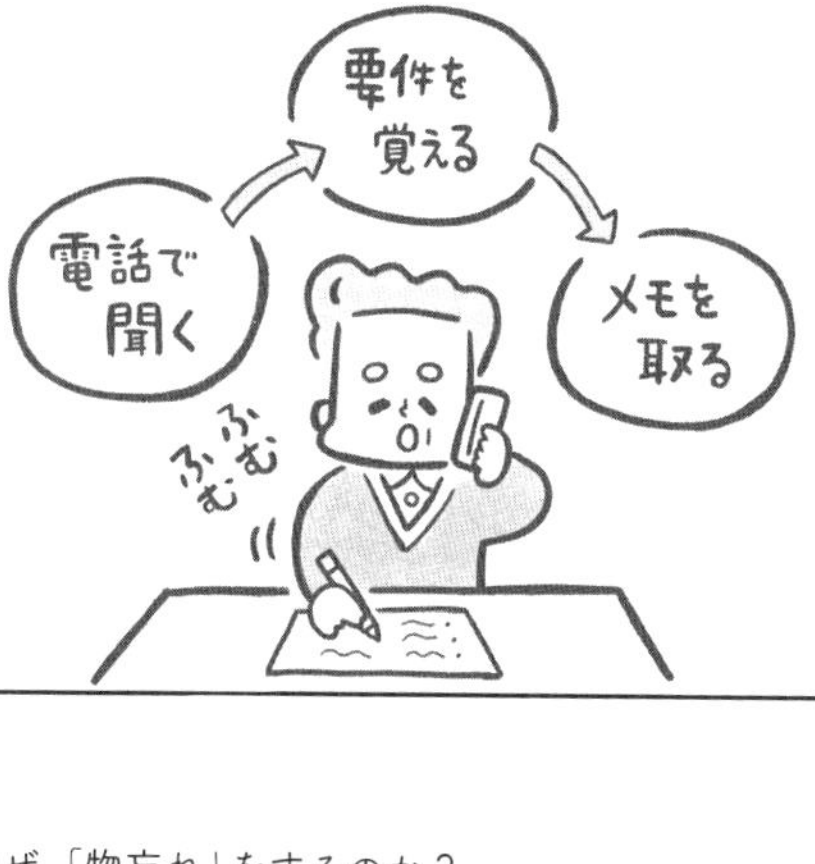
電話で聞く
要件を覚える
メモを取る
ふむふむ

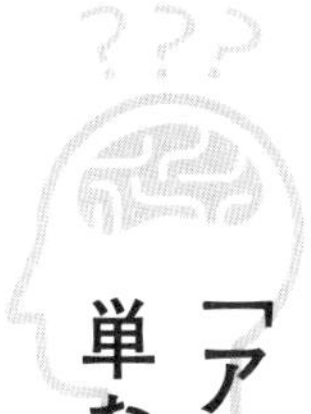

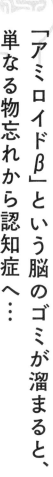

「アミロイドβ」という脳のゴミが溜まると、単なる物忘れから認知症へ…

認知症の約6割を占めるアルツハイマー型認知症は、脳に異常なたんぱく質「アミロイドβ《ベータ》」が溜まって引き起こされると考えられている。

人間の脳の中では、860億にも及ぶ神経細胞が非常に複雑なネットワークを作っている。アミロイドβはこの神経細胞の老廃物で、いわば「脳のゴミ」のようなもの。脳が活動することによって、毎日生み出されている物質だ。高齢者の脳だけではなく、幼児や10代の子ども、20代の若者の脳の中でも日々発生している。

若いうちは問題にならないのは、体がもともと、アミロイドβを排出する働きを備えているからだ。この処理能力が正常に機能していると、発生してもすぐに排出できるので、脳に溜まるようなことはない。しかし、年齢を経るにつれて、新陳代謝がしだいに衰えて、アミロイドβの排出能力も低下する。この結果、やがて発生に排出が追いつかなくなり、アミロイドβが脳に少しずつ溜まっていくことになる。

アミロイドβが問題なのは、蓄積されるうちに毒性を持つようになることだ。この性質により、脳の神経細胞がダメージを受けて徐々に死滅し、脳内のネットワークが正常に働かなくなり、認知症の記憶障害が出るようになるのだ。

認知症はだいたい65歳前後以降に発症することが多い。注意しなければならないのは、アミロイドβは発症の25年ほど前から脳内に溜まるようになることだ。まだまだ若いと思っている40歳頃から、処理能力が衰えて蓄積されていくことになる。

多くの人はこのあたりの年齢で、下腹にぜい肉がつきはじめたり、翌日に疲れが残ったり、体力の衰えを感じたりするようになるのではないか。残念ながら、脳も同じような時期から、若さを失っていくわけだ。

認知症を発症する5年ほど前には、よくある心配ない物忘れと認知症の間のグレーゾーンである「軽度認知障害（ＭＣＩ）」を起こすこともわかってきた。こうした事態を避けるために、自分ではまだまだ若いと思ううちから、アミロイドβの蓄積を抑えるようにしなければならない。

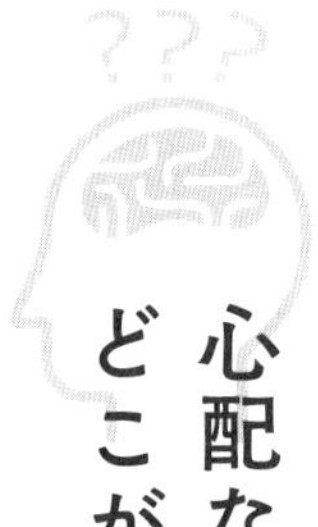

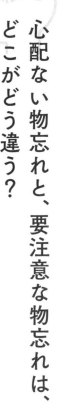

心配ない物忘れと、要注意な物忘れは、どこがどう違う？

　街で知人にばったり出会い、顔は覚えているが、名前が出てこなくて冷や汗をかく。昨日見たドラマのタイトルが思い出せなくてイライラする。話をするなかで、「あれ」「それ」という言葉が以前よりも増えてきた。ものをどこに仕舞ったのか忘れて、たびたび困ったことになる。40代あたりから、こうした物忘れをすることが増えていく。いよいよ、オレもボケてきたか……と不安になる人がいるかもしれない。心配ない物忘れと、認知症の恐れのある要注意な物忘れの違いは何だろうか。

　原則的には、普通の物忘れは「一部」を忘れ、認知症によるものは「全体」を忘れる。こう覚えておくといい。「約束」に関する物忘れで考えてみよう。心配のない物忘れは、約束をした時間や待ち合わせの場所などを忘れることが多い。これに対して、認知症の人の場合、約束をしたこと自体を忘れてしまう。

「昨日の夕食」で考えると、おかずに何を食べたのか、すぐに思い出せないのが普通の物忘れ。一方、認知症なら「約束」のケースと同じように、夕食を食べたことそのものが記憶から抜け落ちてしまうのだ。

月に数回程度、単純な物忘れをしても、それほど心配することはない。とはいえ、まだ40、50代の場合、やはり気になるもので、老化が原因だと認めるのもしゃくに触るだろう。できるだけ物忘れをなくすため、次の章から紹介する具体的な覚え方や思い出し方、脳力アップの習慣などを心がけるようにしよう。

なお、「全体」を忘れることのほかにも、認知症予備軍であるMCIを疑うべききざしがある。同じことを繰り返し話したり聞いたりする、最近話題になっているニュースを答えられない、電話で聞いた内容を人に伝えることができない、ものをたびたびなくすようになった、といったことだ。加えて、話の内容の誤りを指摘した場合、素直に認めることなく怒り出すようなら、MCIの可能性がぐっと高くなる。

自分や家族の物忘れが要注意なものだった場合、「もの忘れ外来」や神経内科などを受診することをおすすめする。

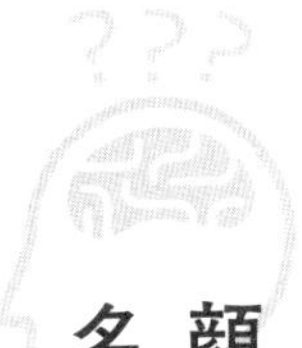

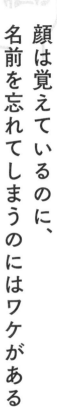

顔は覚えているのに、名前を忘れてしまうのにはワケがある

物忘れのなかでも多いのが、人の名前が思い出せないこと。そのたびに、ああ年を取った……と嘆きたくなるかもしれないが、これは人間の進化の歴史を振り返ると、仕方のないことだといえる。はるか昔の原始時代、人の周りにはたくさんの天敵がいた。どの動物が危険なのか、しっかり覚えておかないと命にかかわる。そこで、映像情報の記憶を高める機能が発達し、脳には顔を覚える専用の神経細胞も生まれた。こうした脳のメカニズムから、いったん覚えた顔はなかなか忘れないのだ。

一方、名前のような文字情報の記憶は、ずっとあとの時代に必要になったもので、専用の神経細胞などない。このため、脳の機能が低下するにつれて、すぐには思い出せないようになってしまう。記憶の倉庫から引き出しやすくするには、覚えるときに何かのイメージと関連づけるなど、ひと工夫することが大切だ。

「脳力」をアップさせる習慣

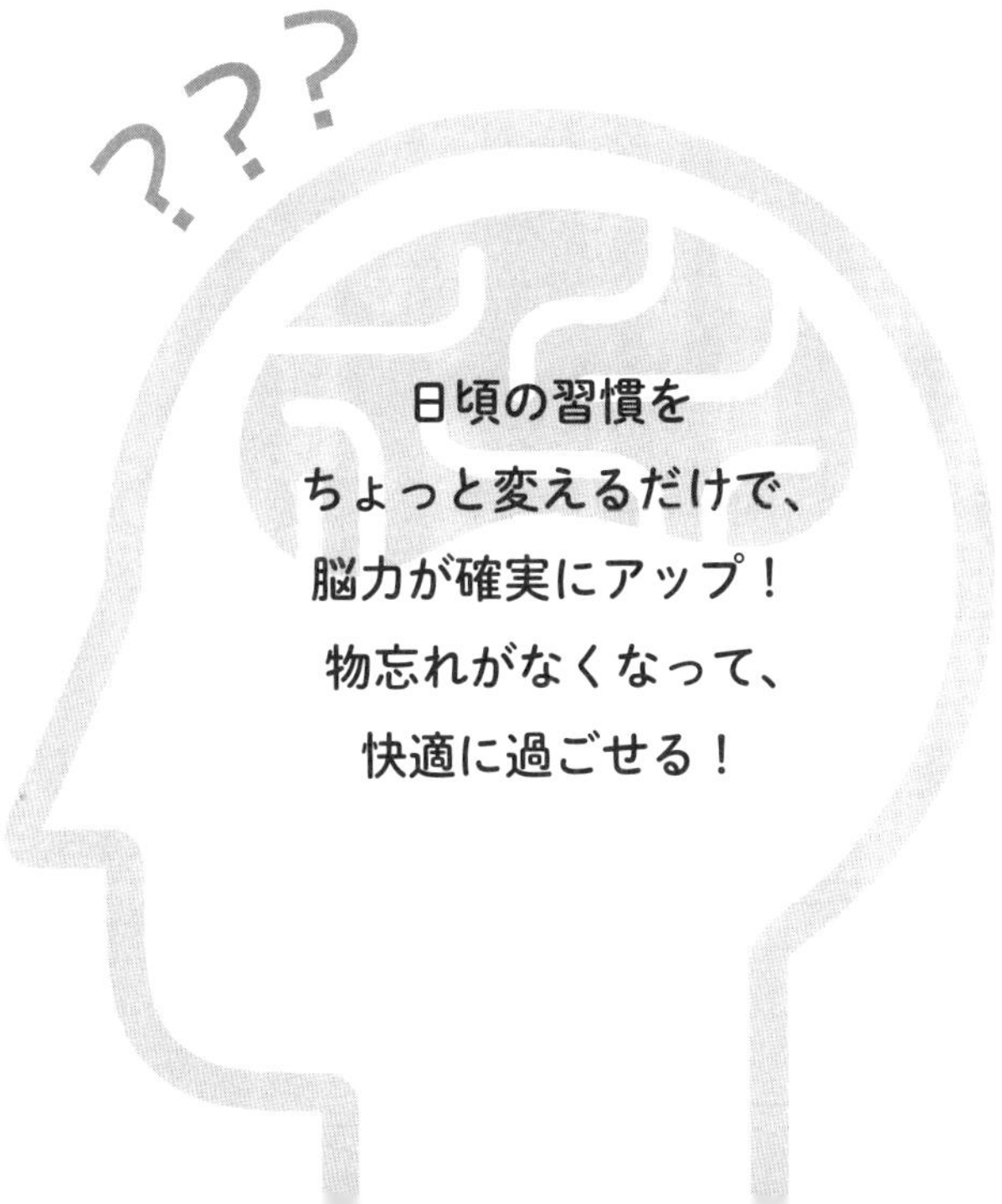
日頃の習慣を
ちょっと変えるだけで、
脳力が確実にアップ！
物忘れがなくなって、
快適に過ごせる！

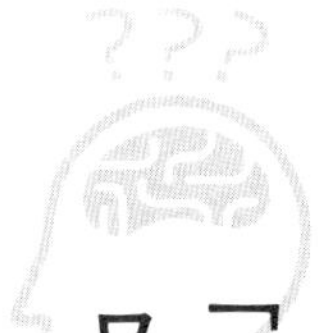

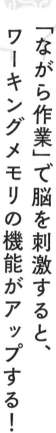

「ながら作業」で脳を刺激すると、ワーキングメモリの機能がアップする！

コーヒーを飲もうと、やかんで湯を沸かしていると電話が鳴った。コンロの前から離れて電話を取り、数分だけ話す。すると、湯を沸かしていることをすっかり忘れてしまった……。こうしたうっかりした物忘れをするのは、前頭前野で働くワーキングメモリの機能が低下している可能性が大きい。

ワーキングメモリは幼児の時分から使うことができ、20代の頃に最もよく働く。その後、40歳あたりから少しずつ機能が低下し、それまでにはなかった物忘れをするようになる。だが、がっかりするのはまだ早い。日頃から意識して脳を刺激すれば、物忘れを改善することは十分可能だ。

ワーキングメモリは何かの行動をしながら、同時にごく短時間のみ記憶する能力。加齢によって衰え、あまり使わないでいると機能が低下するが、訓練によって活性化することがわかってきた。ポイントは、2つの課題を同時に行う「デュアルタスク」や、より多くの課題を同時進行させる「マルチタスク」。ひとことでいえば、「ながら作業」が有効だ。何かほかのことを考えながら体を動かす、作業をする、家事をこなす、といったことを生活に取り入れるようにしよう。

例えば、テレビを見ながら役立つ情報をメモする、部屋の片づけをしながら歌を歌う、散歩をしながら最近食べたものを思い出す。こういった具合に、いろいろなシーンで「デュアルタスク」「マルチタスク」を意識するようにしよう。同時に行うことの数が多いほど、脳は活発に働き、ワーキングメモリを鍛えることができる。

ワーキングメモリの機能を高める訓練をすると、物忘れの解消に効くだけではなく、「考える力」そのものが高まることもわかっている。何歳になっても、頭を良くすることができるわけだ。

また、複数のことを同時に行う能力が高くなると、計画的に物事を進められるようになるので仕事にも役立つ。日々の暮らしの中でワーキングメモリを強化することは非常に重要なのだ。

ワーキングメモリが簡単に鍛えられる最強の「脳トレ」は料理

日常生活の中で、ワーキングメモリをとても手軽に鍛えられる作業がある。それは、毎日の食事を作ることだ。身近な作業で、料理ほど創造的なものはない。とにかくやることが多くて、しかも同時にこなさなければならない作業もたくさんある。最初から最後まで、脳は刺激されっぱなしだ。

まず、献立を決めるには、冷蔵庫に何が入っているのかを確認しなければならない。庫内に保存している食材を見て、これでは夕食を作るには足りないと判断したら、スーパーなどに買い物に行くことになる。

あらかじめメニューを決めない場合、難易度は一層アップ。売り場を回りながら、考えなければいけないポイントはいっぱいある。家族の人数、好み、健康状態、寒さや暑さ、食材の値段、量、栄養バランス、いまは何が旬か、昨日食べた料理との差別化……。こういった数多くの要素を考え合わせ、メニューを決めて購入する。

いざ料理をするときも、段取りはもちろん複雑だ。食材をきれいに洗って、包丁で料理に合わせた形に切って、煮たり焼いたりし、味見をしながら味つけをして、食器に美しく盛る。この間、メインの料理を加熱している間に副菜を作る、皿を出す、洗い物をするといった同時作業がいくつも必要になる。

出来合いの総菜や市販のドレッシングを使う場合もあるだろうが、できるだけ手作りにこだわってみよう。そのほうが考えることも実際の作業もはるかに多く、脳がずっと刺激されて活性化する。上手にできたことによって得られる達成感も、脳に好影響を与えるはずだ。

料理ほど自宅で簡単にワーキングメモリを鍛えられる作業はない、といってもいい。男性のなかには、料理をほとんどしない人もいるだろうが、じつにもったいない話。物忘れ防止はもちろんのこと、脳そのものの老化防止、認知症予防のためにも、ぜひ厨房に入ることをおすすめする。仕事で遅くなるから平日は難しいという人は、休日だけでも料理にチャレンジしてみよう。

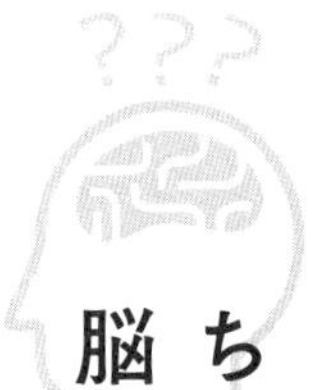

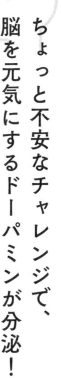

ちょっと不安なチャレンジで、脳を元気にするドーパミンが分泌!

中年と呼ばれる年齢になっても、物忘れをしないためには、脳の状態を若々しくキープすることが何よりだ。そのためには、脳を活性化させる不思議な神経伝達物質「ドーパミン」の力を借りるのがいい。

ドーパミンは生命活動をコントロールするホルモンの一種。脳の神経細胞から神経細胞へと伝達されることによって、楽しさやうれしさ、喜び、感動、心地良さ、爽快感などをもたらしてくれる。とにかく心を良い方向、プラスの感情へと導いてくれる非常に有効な物質だ。

ドーパミンが放出されると、楽しく、うれしくなるばかりではなく、記憶に関する重要な部分である前頭前野が刺激される。前頭前野はワーキングメモリが働くところ。ドーパミン効果で活性化することによって、気になる物忘れをなくし、記憶力を高める効果が十分期待できるというわけだ。

これほど素晴らしい働きがあるので、ドーパミンはどんどん分泌させたいものだ。しかし、もしあなたの生活に変化が乏しく、平穏無事であるのなら、残念ながらドーパミンの効果はほとんど得られないだろう。じつは、ドーパミンは心がドキドキ、ワクワクしたときに多く分泌されるという性質がある。その逆に、日常の中で常に退屈を感じているようなら、分泌されることはほとんどないかもしれない。

ぜひ、脳を活性化するために、積極的にドキドキ、ワクワクを感じてみよう。10代や20代の若者ならともかく、この年齢になって心が躍るようなことなんて……と思ってはいけない。いくつになっても、そうした気分は味わえるはずだ。

おすすめするのは、少し不安を感じるようなはじめての経験をすること。ナビを使わないで、地図だけを見ながら遠くまでドライブをする。まったく知らない駅で降りて、未知の街を歩き回る。メニュー名を見ても見当のつかない料理をあえて注文する。日頃からこうしたちょっとしたチャレンジを心がけ、ドーパミンによって脳が活性化することを目指そう。

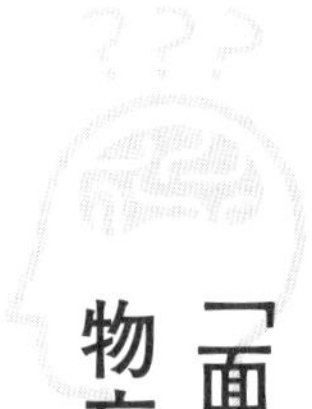

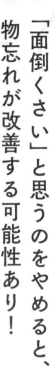

「面倒くさい」と思うのをやめると、物忘れが改善する可能性あり！

本を読むのは面倒くさい、外出も面倒だし、料理なんて面倒くさ過ぎ。いつの間にか、何か行動を起こす前に、「面倒くさい」と思うようになってはいないだろうか。じつは、これは見逃せないサインだ。脳細胞の衰えが原因の可能性もあり、国際アルツハイマー病会議が、ごく初期の兆候を図る新指標として発表した「軽度行動障害（ＭＢＩ）」のチェックリストにもあげられている。

とにかく、「面倒くさい」という気持ちは脳にとって大敵だ。休日は家に閉じこもって、終日、テレビの前でごろごろ。これでは脳に刺激がまったくないので、ドーパミンをはじめとする有効な脳内ホルモンは分泌されない。脳の機能も低下し、物忘れも激しくなるという悪循環に陥ってしまう。「面倒くさい」と口に出すのも、頭の中で思うのも、もうやめるようにしよう。

「面倒くさい」はこんなに悪い！

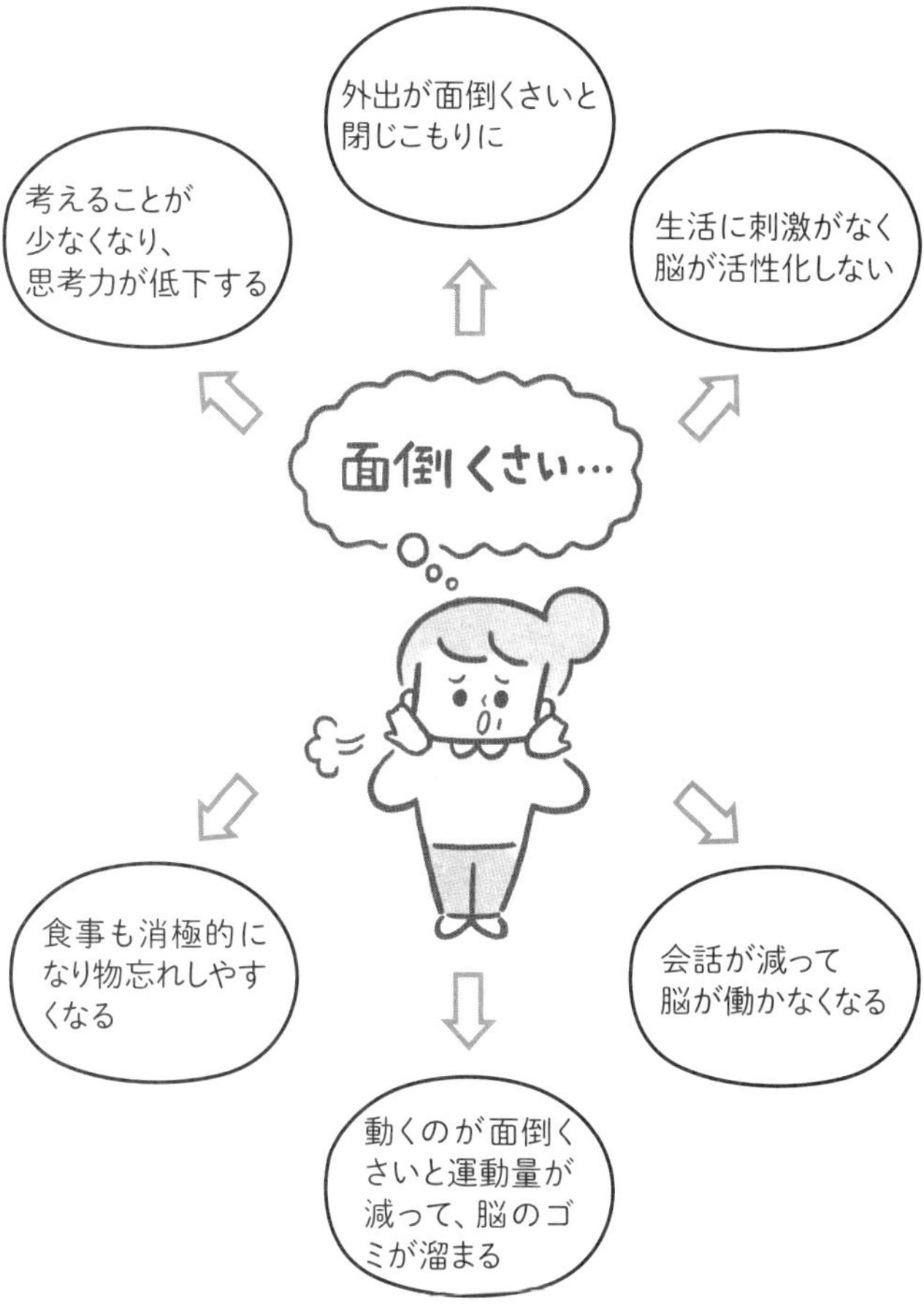

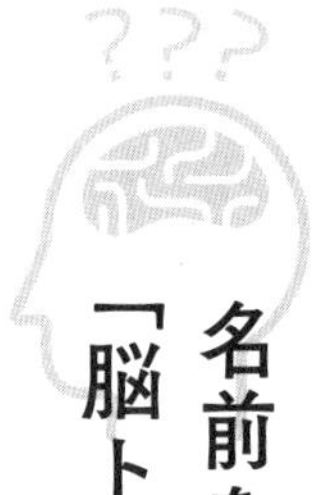

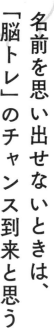

名前を思い出せないときは、「脳トレ」のチャンス到来と思う

「ねえ、あれちょうだい」「あれって、何？」「えーと、あれだよ、あれ」「ああ、あれね」……いまこの瞬間にも、日本各地でこうした不明瞭な指示代名詞を使った、不思議な会話が交わされていることだろう。

知人や有名人、ものの名前、曲やドラマのタイトルなどがすぐに思い出せないのは、典型的な物忘れのひとつ。この現象は「あれあれ症候群」とも呼ばれ、50歳前後から多く見られるようになる。年を取ってくれば、覚えているはずの名前がすぐに出てこないのは、ある程度は仕方がないことではある。しかし、会話の中で、「あれ」「それ」「これ」を使い過ぎるのはやめておいたほうがいい。

頭の中に、人の顔がはっきり浮かぶ、あるいは曲が鮮明に流れるにもかかわらず、名前や曲名を思い出せない。こういった場合、指示代名詞であっさり済ますのは、思い出すのをその時点で放棄することになる。

脳は使わないと怠け癖がついて、しだいに機能が低下していくものだ。「あれ」「それ」「これ」はとても便利な言葉ではあるが、会話の中で使えば使うほど、脳はさびついてしまうと考えよう。

認知症とは関連しない、年齢からくる単なる物忘れの場合、しばらく考えながら記憶をたどっていくと、知りたかった名前にたどりつけることが多い。すぐに思い出せなくても、焦らないでゆっくり考えるといい。

会話を「あれ」「それ」「これ」で成立させようとする相手は、家族をはじめごく身近な間柄が多いだろう。名前がすぐに出てこなくて、会話が少々ぶつ切れになっても、それで壊れるような関係性ではないはずだ。

「あれあれ症候群」は、加齢による老化現象のひとつではある。しかし、その先は認知症にまっしぐらというわけではない。会話をしているときに、名前がすぐに出てこなかったら、「脳トレ」のチャンスが来たとでも思って、できるだけ思い出すことを習慣にしよう。

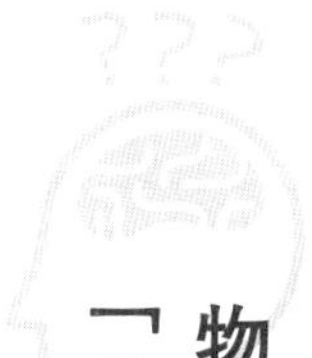

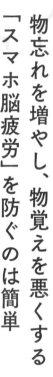

物忘れを増やし、物覚えを悪くする「スマホ脳疲労」を防ぐのは簡単

移動中や食事中など、ほんのちょっと時間ができれば、すぐにスマホを手にする人は多い。こうした習慣のある人は、近頃、どうも物忘れが増えて……と気にしているのではないか。じつは近年、認知症に関する特殊専門外来「もの忘れ外来」で、本来、不安になるにはまだ早い30代から50代の受診者が目立つようになってきた。こうした人たちの多くは、スマホの使い過ぎによる脳の過労に悩まされている。

なぜ、スマホの使い過ぎは、脳にダメージを与えるのか。読書のし過ぎで物忘れがひどくなる、なんて聞いたことがないのに……と思うかもしれない。

これはスマホの特性が強く影響している。スマホには写真や動画もあって、本と比べると、色や光の情報が比較にならないほど多いのだ。しかも、テレビを見ながら気になるワードを検索したり、関連ニュースを閲覧したりと、「ながらスマホ」をすることが多い。簡単な「ながら作業」なら、脳をプラスの方向に刺激するが、スマホは情報量が多いことから負担が大きく、脳は疲れる一方になってしまう。

さらに、脳が情報処理をするうえでも、スマホは非常に邪魔だ。目や耳から取り込まれた大量の情報は、ぼんやり休んでいるときに脳の中で処理される。ところが、ぼんやりしているべきときに、息抜きのつもりでスマホを使うと、さらに情報が追加されて、脳の中は収拾のつかない状態になっていく。

こうした結果、「オーバーフロー脳」「デジタル認知障害」ともいわれるスマホ脳疲労に陥り、人間らしさをコントロールする源であり、ワーキングメモリを働かせる部分でもある前頭前野の機能が低下。物忘れが増える、物覚えが悪くなる、イライラする、単純なミスが増えるといった、認知症の初期症状に似た症状が現れるのだ。

スマホ脳疲労をなくし、脳を元気にするには、スマホを手に取る時間を減らすことが肝心。これを「デジタル・デトックス」と呼び、脳の機能を回復させるためにとても効果的な習慣だ。スマホは食卓やトイレに持ち込まない、会話中は手にしない、ベッドの中では見ない、といったことを心がけるようにしよう。

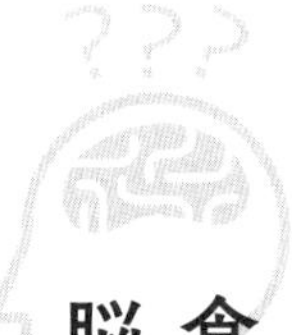

食器洗いや雑巾がけをするだけで、脳は元気良く情報処理を行う

スマホ脳疲労のところで紹介した「ぼんやり休んでいるときに、脳は情報処理をする」というメカニズムは非常に重要だ。脳を働かせないで、ぼんやりしていると、脳は盛んに情報を処理し、必要なときに取り出しやすく整理する。一見、無駄に思えるこの休憩時間によって、思い出す力を有効に働かせることができるのだ。

スマホやパソコンから離れる時間を持つ「デジタル・デトックス」に加えて、次のような脳が休まる時間も取り入れて、脳の活力アップを図るようにしよう。簡単に行えて、しかも高い効果が期待できるのが単純作業。頭をほとんど使わず、難しい動きも必要とされないような家事が非常に有効だ。例えば、食器洗いや床の雑巾がけなどは、ほとんど何も考えないで作業に没頭できる。ぼんやりするには最適なので、自分から買って出て行うようにしよう。

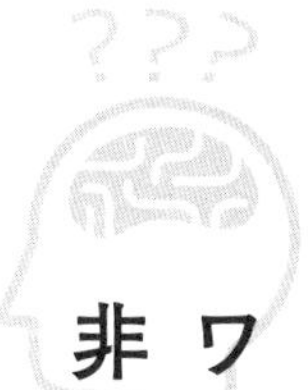

ワーキングメモリがフル回転する 非常に高度なやり取りが会話

最近、物忘れが多くなった……こう感じている人は、日常生活の中で会話をどれほどしたのか振り返ってみよう。職場では必要最低限のことしか喋らず、家庭ではほとんど会話がない。こうした場合、物忘れが多くなっても仕方がないともいえる。

相手が話すことを記憶し、質問や答えを瞬時に考えるのが会話だ。話題と関連していることを思い出し、会話の先がどうなるのかを予測し、どう話せば自分の考えが伝わりやすいか、といったことも考えなければならない。会話は非常に高度なやり取りで、行動しながらの記憶にかかわるワーキングメモリがフル回転するのだ。

暮らしの中で会話が多ければ、それだけで脳が活性化する。日頃、会話が少ないと思う人は、身近な人に自分から話しかけてみよう。笑顔で楽しみながら会話をすると、脳がプラス方向に刺激され、ワーキングメモリの機能を一層鍛えることができる。

指と耳たぶのハンドマッサージで、脳の血流がアップし、ドーパミンも分泌！

手を動かすときには、脳の非常に広い部分が働く。双方の関連性は強く、「手は第2の脳」ともいわれるほどだ。この人体の仕組みから、手を使うと脳は活性化され、物忘れの防止にも効果を上げることが期待できる。

日頃から、手や指をよく使うことに加えて、ハンドマッサージもしてみよう。ある研究によると、ハンドマッサージをすると脳の血流が明らかに良くなり、脳内ホルモンのドーパミンも分泌された。ハンドクリームを使うと血流が一層良くなるので、好みの香りのものなどを試してみるといいだろう。

ハンドマッサージのやり方としては、手首から指先までを片方の手指でもみほぐすようにする。指先の爪の両脇を2本の指で挟んで適度な力で押す、親指と人差し指の間を指圧するように押す、といったことがポイントだ。

ハンドマッサージのやり方

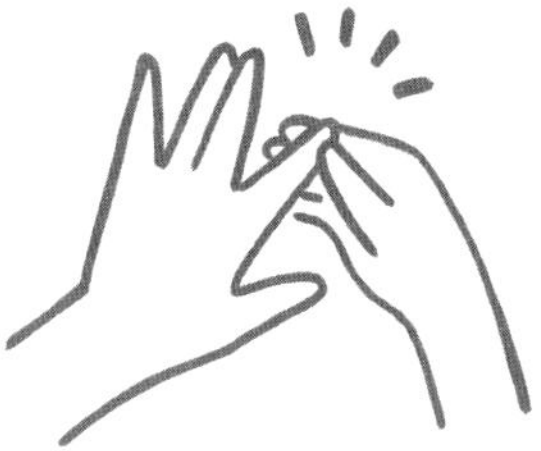

指先の両側をつまんで
マッサージ

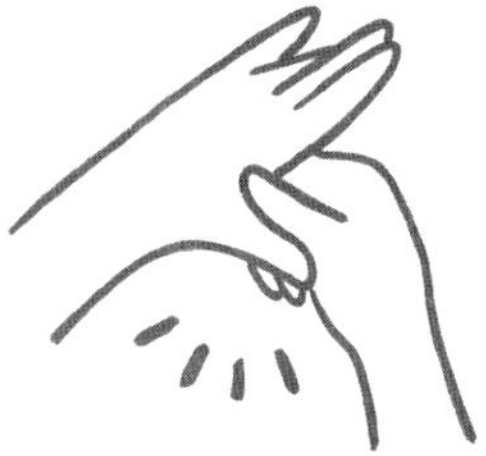

親指と人差し指の間を
押してマッサージ

脳の血流を良くするには、耳たぶのマッサージも有効だ。じつは耳たぶには東洋医学でいう「ツボ」がたくさんあり、指でつまんで軽くマッサージするだけで、脳内を流れる血液の量がアップして、脳が活性化する。

耳たぶマッサージには特にコツはないが、痛みを感じない程度のやや強めの力で行うのがいいだろう。耳のいろいろな部分をつまんで前後や左右に引っ張る、ぐるぐる回す、耳全体を5本の指で包むようにしてもむ、イタ気持ちいいところは重点的に攻める、といった具合にマッサージしてみよう。

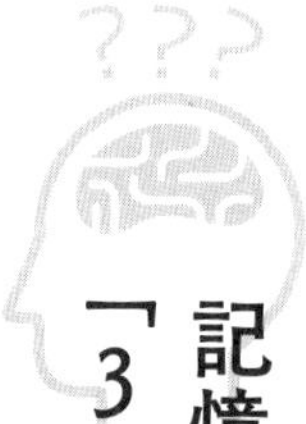

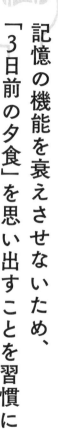

記憶の機能を衰えさせないため、「3日前の夕食」を思い出すことを習慣に

今日の朝食で何を食べたか思い出せるだろうか。こう質問されたら、そんなの簡単、ご飯にみそ汁、納豆、漬物などと、すらすら答えられそうだ。

しかし、昨日の夕食ならどうだろう。うっ……と詰まって、答えるまで少しだけ時間がかかる人もいるのではないか。では次に、一昨日の夕食で何を食べたのか。制限時間は30秒ということなら、半数ほどの人が答えられずに脱落するかもしれない。

では最後に、3日前の夕食は何だったのか。この質問には、ほとんどの人がお手上げで、すぐには答えることができなさそうだ。

こうした現時点からけっこう近い、数日間の行動を思い出せないのにはわけがある。我々は日々、たくさんの体験をし、視覚や聴覚、触覚などの五感を駆使して、膨大な情報を入手している。到底、これらの情報をすべて覚えておくわけにはいかない。脳の容量はすさまじく大きいが、それでもさすがにパンクしてしまう。

　このため、脳はいらない情報と思われるものを整理し、記憶のネットワークから外して、すぐには取り出せない場所に移動する仕組みになっている。一昨日や3日前に何を食べたかといったことは、生きていくうえでどうでもいいような記憶。すぐに思い出せないのは当たり前なのだ。

　しかも、脳はある程度の年齢になれば、残念ながら、機能が徐々に低下していく。40代以降になったらなおさらで、脳を活性化させる努力をしなければ、物忘れが少しずつ多くなることは避けられない。

　そこで、思い出す能力を衰えさせないために、3日前の食事を思い出すことを日々の習慣にしてみよう。誰にでも取り組める課題ではあるが、難易度はかなり高く、脳が刺激されて、記憶のネットワークがつなぎ直されようとする。

　どうしても思い出せなくても、がっかりすることはない。誰と食べたのか、どういった状況で食卓を囲んだのか、といった記憶を絞り出す努力をするだけでも、脳の活性化に対する効果は大きい。

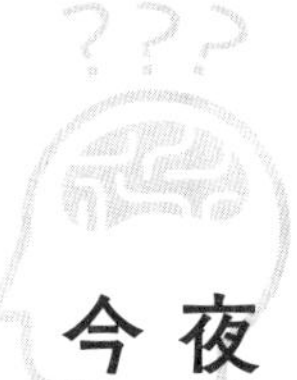

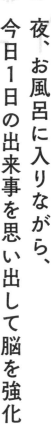

夜、お風呂に入りながら、今日1日の出来事を思い出して脳を強化

脳を活性化させるための習慣はとても大切だ。最近、物忘れが多くなった……と実感している人は、毎日、「3日前の夕食」とは別の訓練も行ってみてはどうだろう。

おすすめしたいのは、今日1日どういったことがあったのか、朝から順番に振り返ってみることだ。夜、ベッドに入ってから試してもいいが、考えることによって寝つきが悪くなる場合があるかもしれない。夜、浴槽に浸かっているときに、リラックスしながら行うのがいいだろう。

すべて振り返ることができたら、もう一歩進めて、明日は朝から晩まで何をやればいいのか、1日の予定を考えてみよう。そして、翌朝目覚めたら、前の晩に考えた予定を頭の中で反復する。こうした習慣をつけると、その日にやるべき行動がより頭の中に焼きつき、物忘れをしにくくなるはずだ。

しっかり「覚える」ための習慣

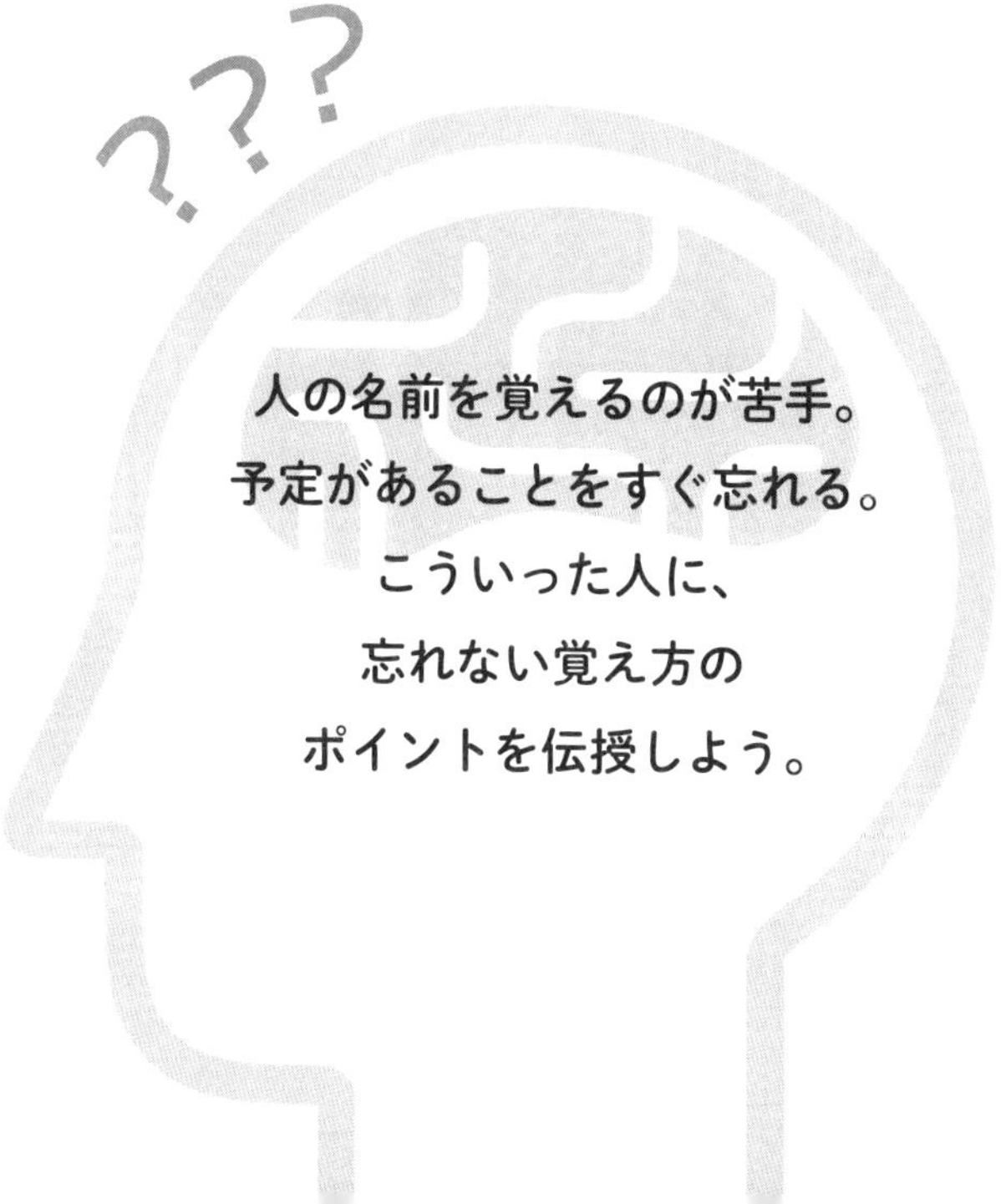

人の名前を覚えるのが苦手。
予定があることをすぐ忘れる。
こういった人に、
忘れない覚え方の
ポイントを伝授しよう。

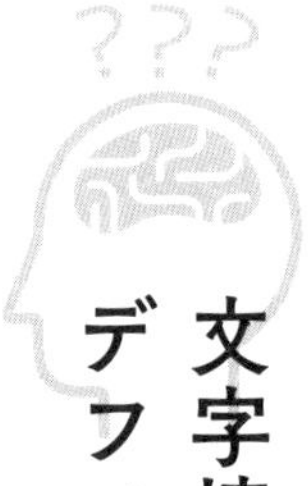

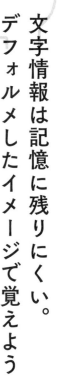

文字情報は記憶に残りにくい。デフォルメしたイメージで覚えよう

最近、物覚えが悪くなったような気がする。あるいは、しょっちゅう物忘れをして困る。こう言ってぼやく人は、何かを覚えようとするときに、何の工夫もしていないのではないだろうか。

例えば、スーパーに買い物に行くとき、買うべきものをどのように覚えているだろう。コーヒー、ティッシュペーパー、オリーブオイル、トマト、しゃぶしゃぶ用の豚肉。これらを買わなければいけない場合、「コーヒーとトイレットペーパーとオリーブオイルと……」といった具合に、いちいち覚えようとしてはいないか。

こうした覚え方をした場合、残念ながら、買い物の途中でスムーズに思い出すのは難しい。人の脳は、文字情報を記憶するのが非常に苦手なのだ。出かける前に、買うべき5つのものの名前を復唱し、ちゃんと記憶したつもりでも、1つや2つは買い忘れてしまう可能性が高い。

記憶するときには、文字情報ではなく、ものに関するイメージをふくらませて、映像で脳に焼きつけるほうがずっと覚えやすい。先ほどの買い物リストなら、朝起きぬけのコーヒーを飲んでいるところ、ティッシュペーパーで鼻をかんでいる花粉症の自分、トマトに塩を振ってオリーブオイルを回しかけているシーン。こういった映像をイメージすると、買い物中に思い出しやすくなる。

もう一歩進めると、ありえないようなイメージにデフォルメすれば、より記憶に刻まれて忘れにくくなる。例をあげると、未踏のジャングルを探検していると、目の前に突然、水の代わりにコーヒーをたたえた湖が現れた。あるいは、ティッシュペーパーが桜吹雪のようにいつまでも降り注いでくる、といった感じだ。

これらを合体させて、コーヒーが満ちた湖のほとりに、ティッシュペーパーの花が満開の並木があり、その周りにはオリーブオイルがたっぷりかかったトマトが無数に転がって……といったようなストーリーを作るのもいい。奇想天外なほど覚えやすく、思い出しやすいので試してみよう。

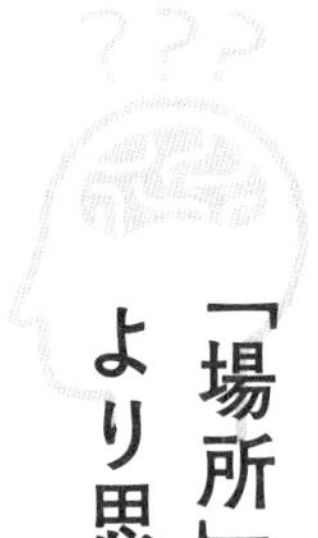

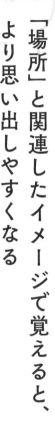

「場所」と関連したイメージで覚えると、より思い出しやすくなる

ものをイメージに変換するのが、しっかり覚えるための基本。その応用編として、「場所」と関連させて覚える記憶術がある。その昔、人間が生きていくのに絶対に必要だったのが、家や食べものの場所、天敵が出没するところなどを覚えることだった。こうした人類の歩みから、「場所」を記憶する能力はいまも高い。この機能を利用して、自分が頭に浮かべやすい「場所」とセットにして覚えるテクニックだ。

例えば、自宅のいろいろな場所をイメージ。前ページの買い物リストを覚える場合、コーヒーが浴槽でぐつぐつ沸騰し、窓にティッシュペーパーがぺたぺた貼りつけられ、水道の蛇口をひねるとオリーブオイルが流れ出て、押し入れの中はトマトでいっぱい、コーヒーが満たされた浴槽でしゃぶしゃぶをする……といった具合。自宅のほかには、駅までの道中や職場など、映像が頭に焼きついている場所で覚えるのがいいだろう。

覚えたいものを「場所」と強烈に関連づける

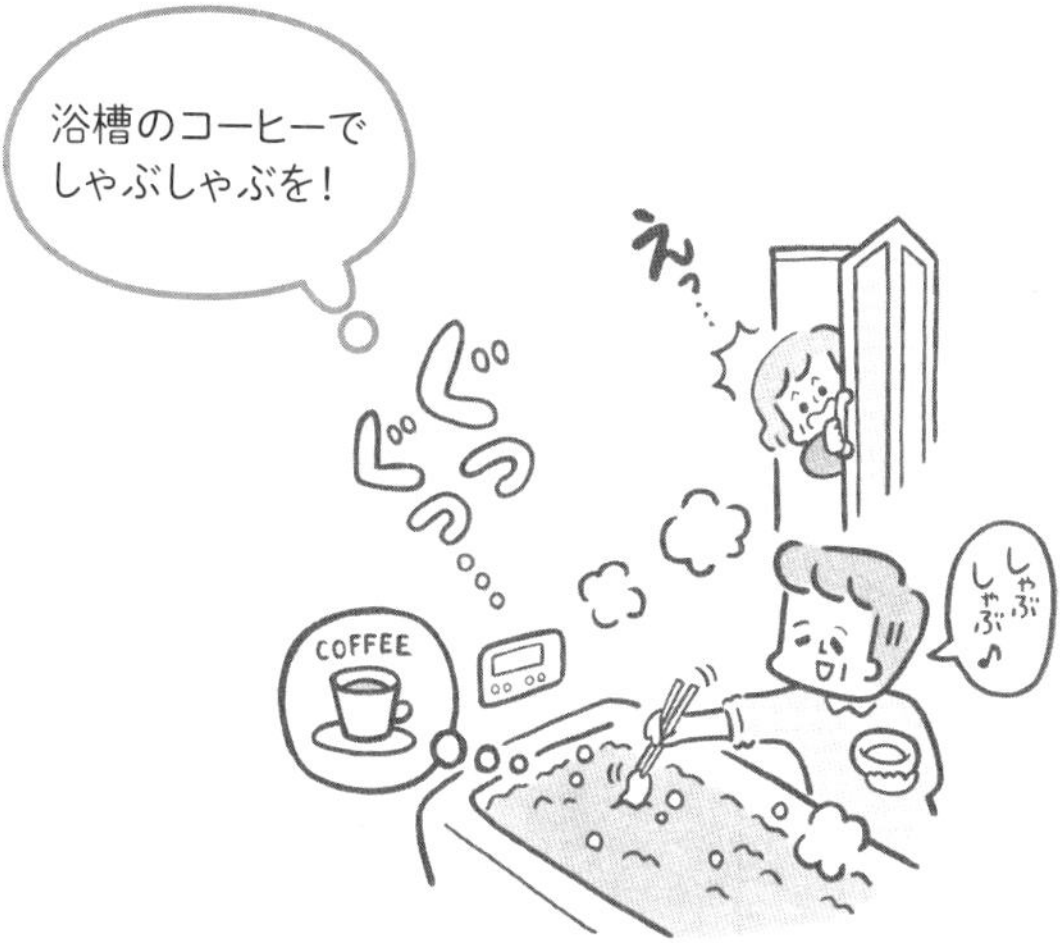
浴槽のコーヒーで
しゃぶしゃぶを！
えっ……
じっじっ…
COFFEE
しゃぶしゃぶ♪

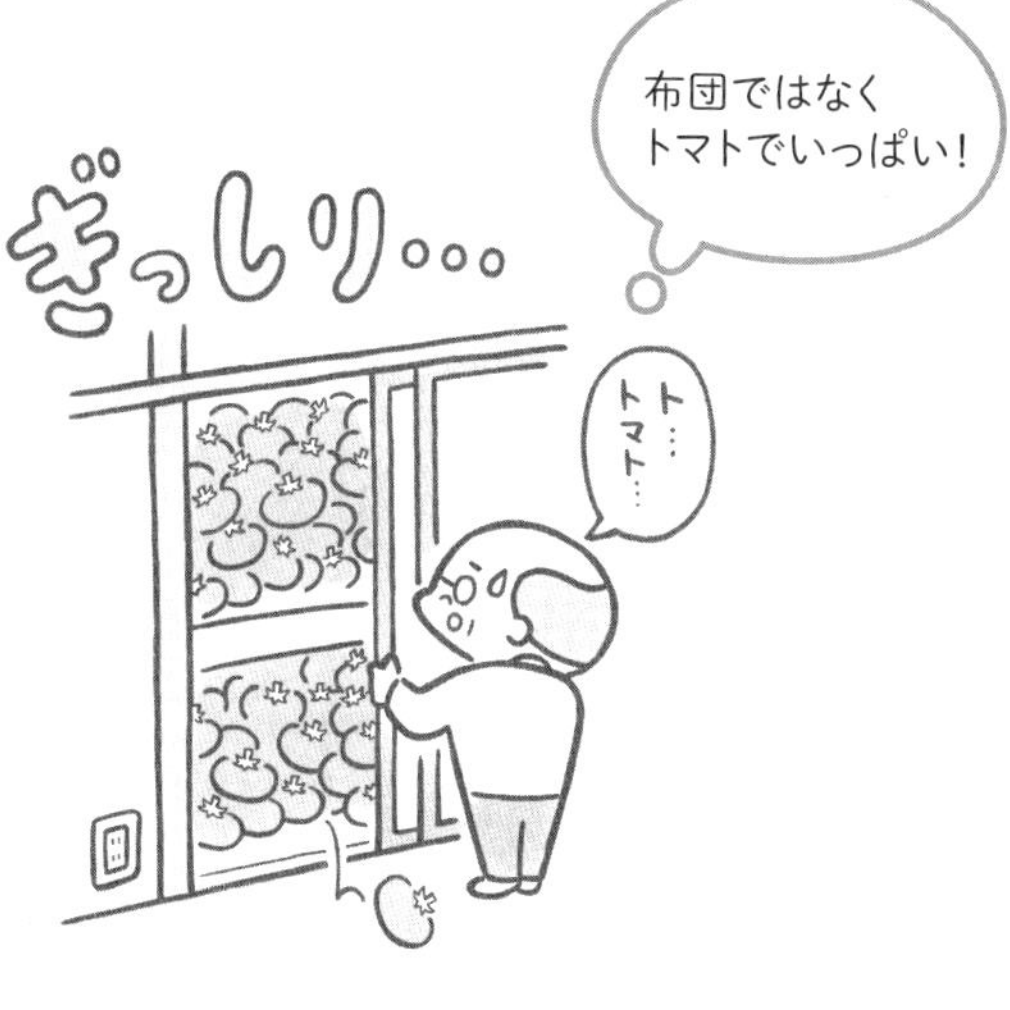
布団ではなく
トマトでいっぱい！
ぎっしり…
ト…トマト…

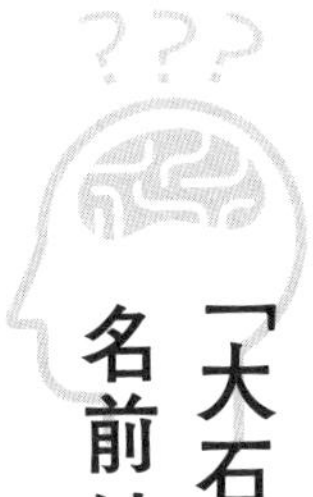

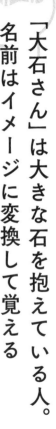

「大石さん」は大きな石を抱えている人。名前はイメージに変換して覚える

人の名前は文字情報なので、脳にとっては覚えるのが苦手な部類に入る。簡単には覚えられないのも当然だ。しかし、だからといって、面識のある相手の名前を忘れるのは失礼で、仕事なら商売や商談がぶち壊しになるかもしれない。

名前を覚える場合も、ただ文字として暗記するのではなく、何かのイメージに変換して覚えるのが得策だ。初対面の人が高宮さんという名前なら、高い山のてっぺんにあるお宮の神主さんというイメージに。藤枝さんは藤の花が咲いた枝を持って笑っている、大石さんなら大きな石を抱えているといった具合だ。

有名人や知人と同じ名前なら、その人のイメージを重ね合わせるのもいい。30代女性の石原さんなら、女優の石原さとみのお姉さん。50代男性の大谷さんなら、二刀流の大谷翔平の叔父さん。こうして、自分が覚えやすいイメージに変換して覚えよう。

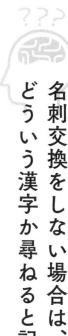

名刺交換をしない場合は、どういう漢字か尋ねると記憶に焼きつく

はじめて顔合わせをする場合、仕事の場では名刺交換を行うことが多い。しかし、プライベートでは初対面でも名刺交換などはなく、口頭で名乗り合うシーンがほとんどだろう。こうした場合、情報は耳から入ってくるだけなので、名刺に印刷された字を見て確認するよりもさらに覚えにくい。そこで、はっきり記憶に残すため、どういう漢字を使うのか尋ねてみよう。

例えば、相手が「みなみひろし」と名乗ったら、「みなみは東西南北の南ですか？それとも三つの波の三波ですか？」と聞いてみるといい。下の名前についても、使える漢字はいっぱいあるので、どの字をあてるのか尋ねてみよう。こうしてひと手間かけると、脳の中に記憶としてとどまりやすく、名前を音としてただ聞くよりも、ずっとはっきり覚えることができる。

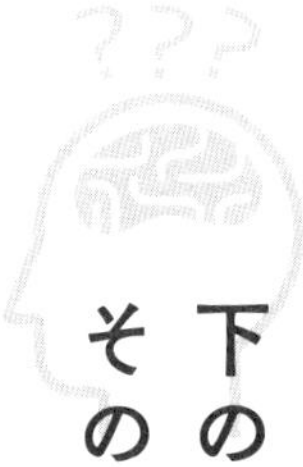

下の名前の由来を尋ねると、その人のイメージが強く印象に残る

人の名前は名字だけではなく、姓名を合わせたフルネームで覚えると、その人のことがより強烈に記憶に残り、何かの際に思い出しやすくなる。

とはいっても、フルネームで記憶するのは大変では……と思う人が多いかもしれない。確かに、単なる文字情報として、姓も名も覚えるのは難易度がやや高い。そこで、記憶に焼きつけるために、名前の由来を聞いてみよう。

「(西山)直紀という名前は、真っすぐに生きていってほしい、という思いを込めたと聞いています」「周りを優しい気持ちにさせるほのかな香り、といったイメージから、(滝田)穂乃果と名づけたそうです」「いやあ、(遠藤)秀樹というのは、どうも親が西城秀樹のファンだったらしくて」

こういった具合に答えてくれたら、「西山直紀」「滝田穂乃果」「遠藤秀樹」という名前が、特有の人格を伴ったイメージとして動き出す。文字情報としての暗記と比べると、はるかに記憶にとどめることができる。

名前の由来を語るときの姿にも注目しよう。西山直樹さんがどこか誇らしげに見えたり、滝田穂乃果さんが優し気な表情を浮かべたり、遠藤秀樹さんが照れ笑いを浮かべたりするかもしれない。こうした映像の情報も、名前といっしょに脳に仕舞われて、より強烈な記憶になるはずだ。

また、名前の由来を誰かに話すような機会は、それほど多くはないだろう。このため、相手が何となく「秘密を打ち明けた」ような気分になって、互いの関係性が近くなる効果も期待できる。子どもの名前は、親が愛情たっぷりに贈ったプラスのメッセージ。明るい意味が込められているはずなので、その由来を聞いても、ぶしつけな質問をするやつだとは思われないだろう。

ビジネスシーンなら、名刺交換のあとのちょっとした雑談として尋ねてみる手がある。ただし、難しい商談での顔合わせのときなど、場合によっては怪訝な顔をされるかもしれない。状況をよく読んでからにしよう。

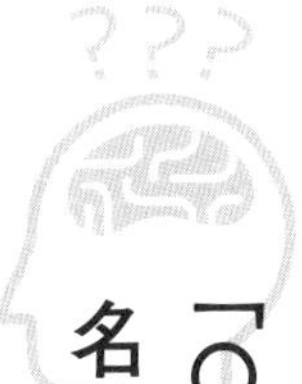

「○○さん、おはようございます」名前を覚えるコツは、繰り返し呼びかけること

以前からあの人のことは知っているのに、名前をどうしても思い出せない。こうした場合、記憶の倉庫の中にその名前を仕舞いっぱなしで、ほとんど取り出したことがないのが原因かもしれない。

いったん覚えても、そのままにしておけば思い出しにくくなる。物忘れをしないためには、記憶の倉庫から繰り返し取り出すことが大切なのだ。そこで積極的に名前を呼びかけてみよう。朝の挨拶なら「○○さん、おはようございます」、仕事で意見を聞く場合は「○○さんはどう思われますか?」、近所の子どもには「○○くん、今日も元気だね」。こうして名前を呼びかけるたびに、脳の中に記憶としてはっきり刻まれ、取り出しやすいところに仕舞われるようになる。名前を呼ばれると、何となくうれしくなるものなので、コミュニケーションも円滑になって一石二鳥だ。

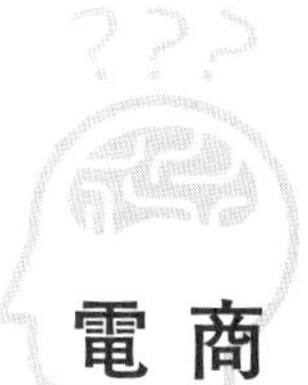

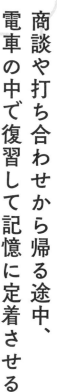

商談や打ち合わせから帰る途中、電車の中で復習して記憶に定着させる

仕事相手の会社や職場に出向き、商談や打ち合わせをしたあと、電車で自分の職場に帰る。このとき、何となくスマホを見たり、文庫本を読んだりする人が多いのではないか。しかし、時間はもっと有意義に使いたいものだ。

覚えたことを記憶にとどめるには、覚えっぱなしでいてはいけない。帰りの電車なら、さきほどの商談や打ち合わせの記憶がまだ強烈に残っている。頭の中で振り返り、復習するには最適の時間だと考えよう。

電車に乗ったら、商談や打ち合わせの内容を、最初から最後まで思い出すようにしよう。初対面の人がいたなら、その人の顔や表情、話し方、服装、イメージなどを細かく思い浮かべる。こうして記憶をリフレインすることによって、入手した情報が記憶として定着していく。復習するのに最適な時間を無駄にする手はない。

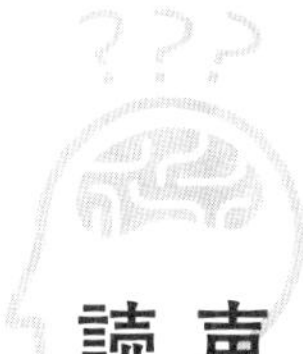

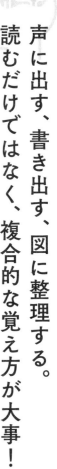

声に出す、書き出す、図に整理する。読むだけではなく、複合的な覚え方が大事！

仕事で新しいプロジェクトがスタートすることになった。企画書が回ってきたが、数10ページもある。頭に入れておくべき情報が多くて、どうやって覚えたらいいのかと途方に暮れてしまう……。こうした場合、ただ念入りに読むだけでは、脳の苦手な文字情報しかインプットされないので、なかなか覚えられない。新しい情報を脳に焼きつけるには、文字を目で追うだけではなく、ほかの感覚も使うことが大切だ。

中学校や高校のときの試験勉強を思い出してみよう。教科書や参考書を黙って読むだけではなく、ときには声に出してみたり、重要な部分は何度も書いたりしていたのではないか。これは効率的な記憶の仕方で、目だけではなく、口や耳、指なども使うと、脳が刺激されて覚えやすくなる。書かれていることを頭の中で整理し、図やフローチャートなどに仕立てると、一層記憶にとどめやすくなるはずだ。

効果的な覚え方

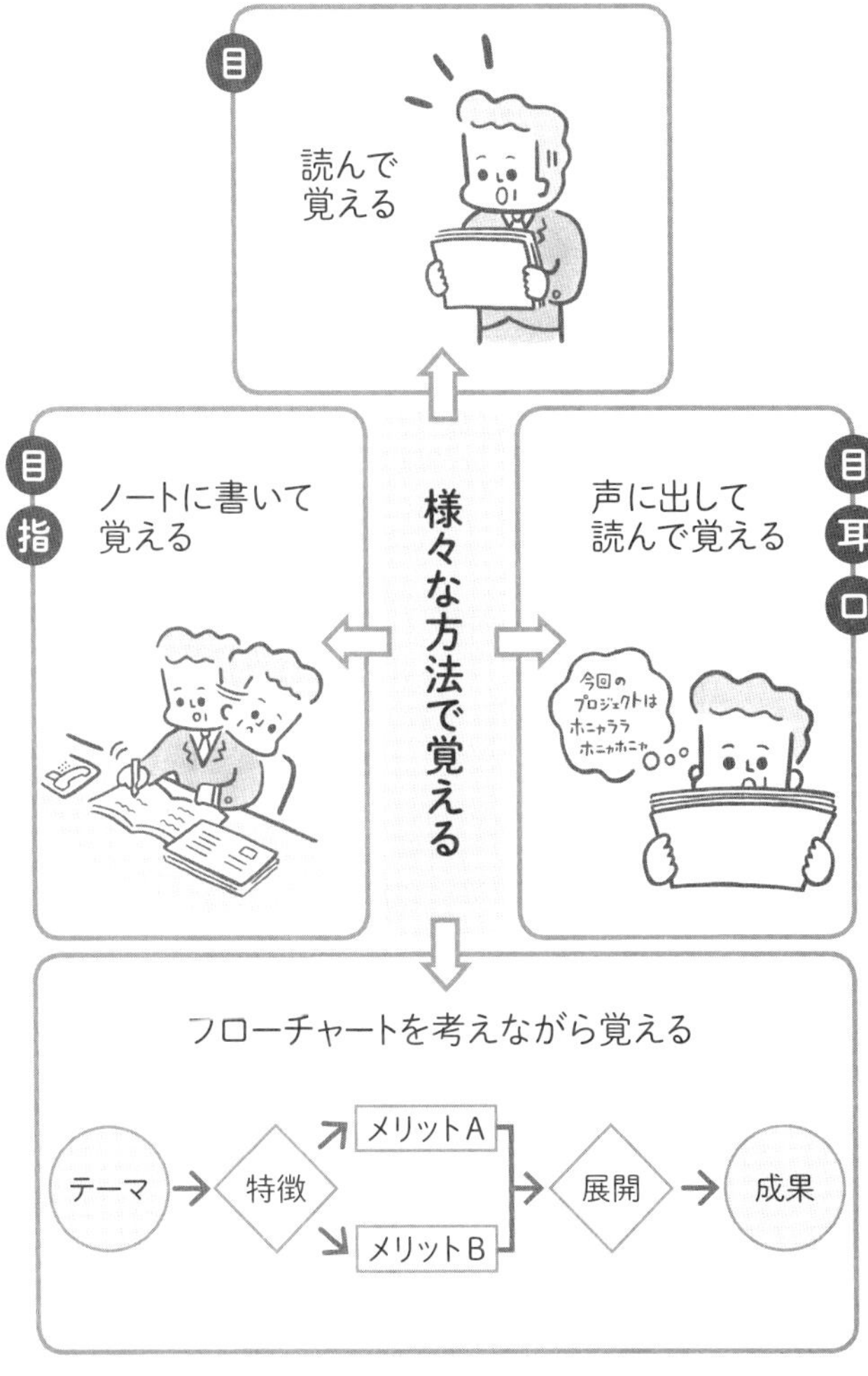
目
読んで
覚える
目
指
ノートに書いて
覚える
様々な方法で覚える
声に出して
読んで覚える
目
耳
口
今回の
プロジェクトは
ホニャララ
ホニャホニャ
フローチャートを考えながら覚える
テーマ
特徴
メリットA
メリットB
展開
成果

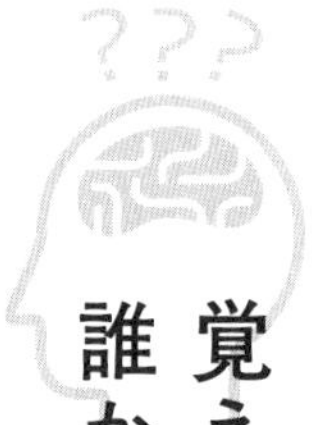

覚えておきたいことは、誰かに話すと記憶がさらに焼きつく

物忘れが多くなったと感じる場合、覚えたことをそのまま放っておくのが大きな原因のひとつ。新たな情報を脳にインプットしても、繰り返し思い出さないと、不必要なものとみなされて記憶から薄れてしまう。

思い出す作業のなかでも、記憶がより定着しやすいのは誰かに話すこと。人に話すには、頭の中で記憶を理解し直し、わかりやすく整理しなければならない。この作業は非常に有効で、ただ繰り返し思い出すよりも、一層、脳に焼きつける効果があがる。

覚えておきたいことを声に出すのも、脳を大いに刺激する行動だ。自分が話すことが耳から入り、情報が再びインプットされるので、より記憶に刻まれる。しっかり覚えておきたいことがあったら、家族や身近な友人などに、「ちょっと聞いて」と話してみることをおすすめする。

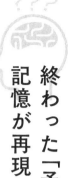

終わった「予定表」を振り返ると、記憶が再現されて脳に刻まれる

この日に何をしたのか、誰と会ったのか、何を食べたのか。数日もたてば、記憶があいまいになることもあるだろう。こういったとき、まあそろそろ年だから……とあきらめてはいけない。

人間の脳が処理できる情報量は膨大だが、それでも限りがあり、脳が必要でないとみなした記憶は、長期記憶として残されず、早々に消去されてしまう。脳の中に長くとどめるためには、繰り返しその記憶を取り出し、必要であることを脳に認識させないといけない。

記憶を繰り返し思い出すために有効なのが、手帳やスマホのスケジュールを見返すことだ。あの日に何があったのか、書かれたメモを何度も振り返ることによって、忘れかけていた状況なども思い出せるようになる。

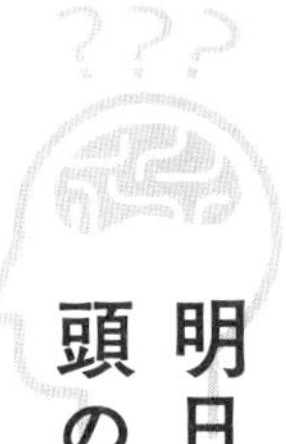

明日、忘れそうなことがあったら、頭の中で「予行演習」をして記憶に残す！

大事なプレゼンや面接を控えているとき、有効な準備の仕方として「メンタルリハーサル」がある。実際のプレゼンや面接を想定し、同じようなスピーチや答え方を練習する方法だ。本番をイメージし、事前に似た体験をすることによって、実際の場で緊張しないで振る舞えるようになる。

スポーツの世界でも、メンタルリハーサルは重要なイメージトレーニング。はじめての競技場や大勢の観客の前でも、本来持っている力を存分に発揮できるように、多くのアスリートが採用している。

このメンタルリハーサルを習慣にすると、物忘れをなくす効果も期待できる。明日やるべきことの中で、忘れそうで不安な予定があった場合、事前に頭の中で予行演習をして、記憶に焼きつけておくのだ。

例えば明日の午後、得意先で重要なプレゼンがあり、午前中は社内で最後の準備をする予定だとしよう。こうした忙しいなか、時間を見つけて、郵便局で個人的な振り込みをしないといけない。しかし、明日はプレゼンで頭がいっぱいになって、振り込むのを忘れそうな気がする……。こういった場合、前日にメンタルリハーサルを行っておくと、忘れてしまう可能性を少なくすることができる。

頭の中で明日のことを想像して、リハーサルをするのだ。午前中はプレゼンに向けた企画書や資料を確認し、準備を終えて昼休みを迎える。昼食は歩いて4、5分のラーメン屋へ。その途中にある郵便局に立ち寄り、振り込みをする。それからラーメンを食べて会社に戻り、午後イチでプレゼンのために得意先へと向かう。こうした一連の流れを想像し、頭の中で事前に体験しておくのだ。

ポイントは、予行演習が記憶に焼きつくように、状況を具体的に思い描くことだ。もうひとつ、忘れそうな事柄に対しては、イメージをぐっと膨らませるといい。郵便局の建物が金色に輝いていたり、振り込むとサービスでオーケストラが演奏してくれたりと、大げさなイメージで想像すると、記憶により残るようになる。

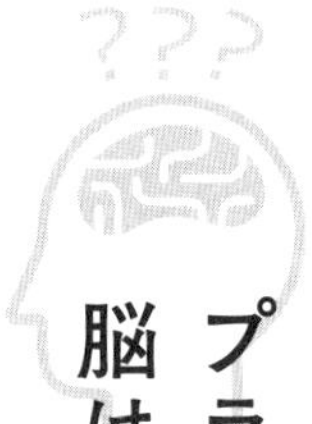

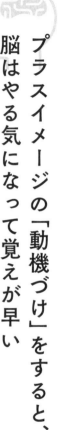

プラスイメージの「動機づけ」をすると、脳はやる気になって覚えが早い

仕事上、パソコンで新しいソフトを使わなくてはならなくなった。このとき、「面白そうだから覚えてみよう」と前向きになるのと、「イヤだな、苦手だものな」と思うのでは、使いこなすまでの速さが違うはずだ。覚えるのに時間がかかるのは、「イヤ」「苦手」「どうせ覚えられない」といったマイナスのイメージを持って臨む場合。こうした後ろ向きの気持ちを持っていると、すんなり覚えることができなくなる。

何かを記憶するときには、プラスのイメージを持って、前向きに取り組むほうが断然いい。気が進まない場合は、積極的に覚えるべき理由をあえて考えてみよう。これを覚えたら社内での評価が上がる、周りから尊敬される、生活がもっと楽しくなる、将来きっと役に立つ。こういった具合に、何でもいいので動機づけをしてプラスのイメージを持つと、脳がやる気になって覚えやすい。

マイナスのイメージでは、脳が覚えるのを嫌がる…

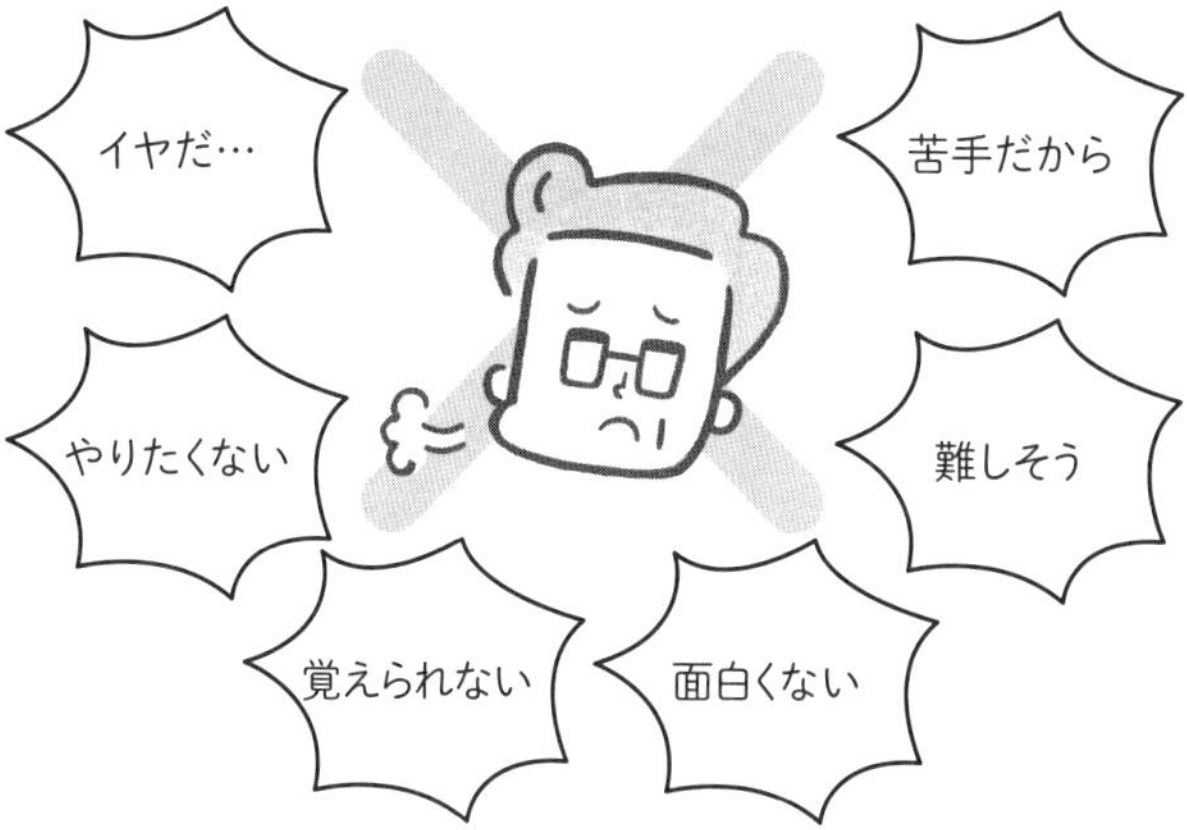
イヤだ…
苦手だから
やりたくない
難しそう
覚えられない
面白くない

プラスのイメージなら、脳が覚える気になる!

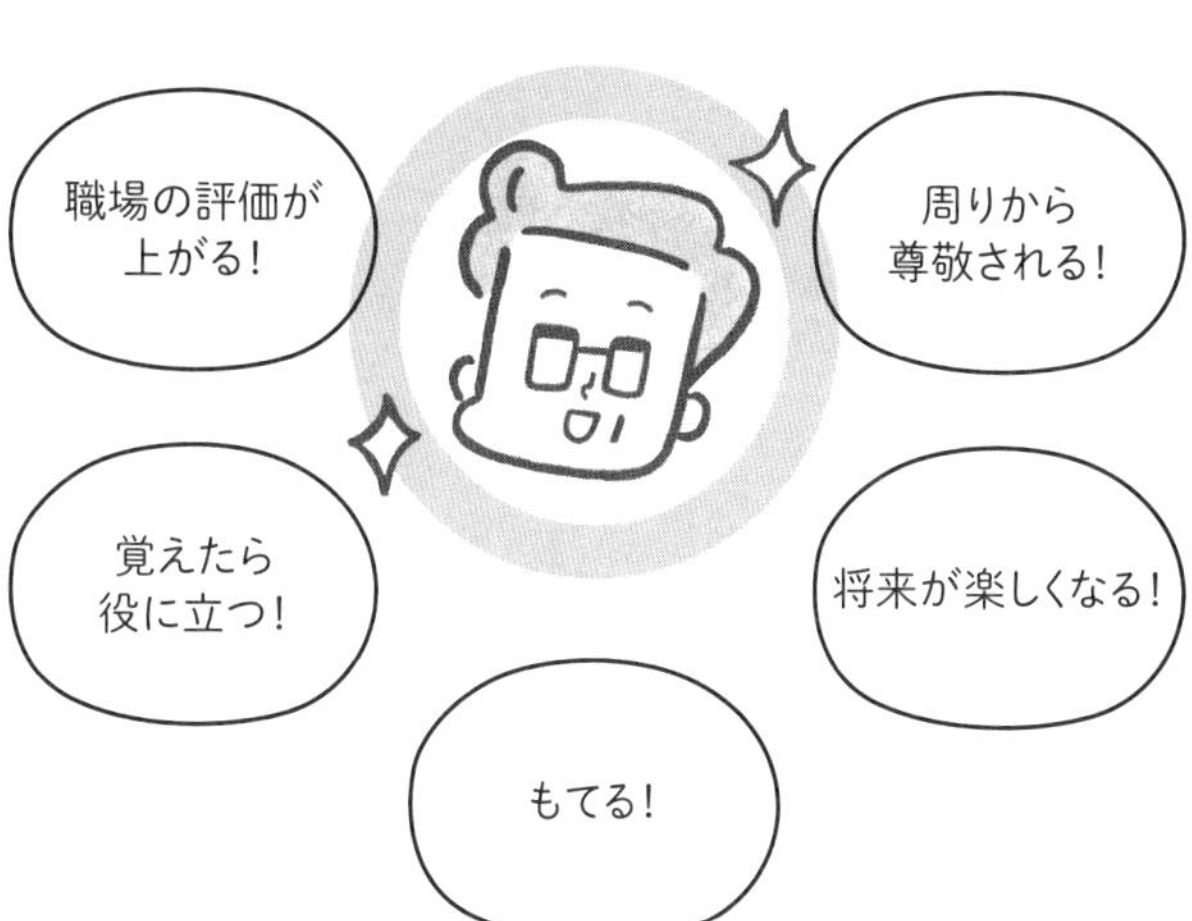

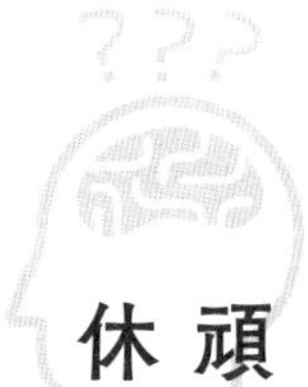

頑張って勉強し続けるのは逆効果！休み休み行うほうが、ずっと覚えやすい

資格を取得するため、勉強をすることになった。学生時代のように、すぐに覚えられるかどうかわからないが、できるだけのことはやってみよう。こう考えて、何時間も続けて机に向かい、根を詰めて勉強に励む――。前向きな姿勢は素晴らしいが、これでは効率良く覚えることは難しい。

じつは、頑張って勉強し続けるのは逆効果なのだ。頭の中にいったん入れたことは、ぼんやり休んでいるうちに整理されて、記憶の倉庫に仕舞われる仕組みになっている。このため、長時間続けて勉強すると、かえって記憶に残りにくくなってしまう。

何かを覚えたい場合は、休み休み行うほうが、ずっと効率良く記憶できる。いくつになっても、新しい知識を覚えることは可能なので、適度に休憩をはさみながら、気楽に取り組むようにしよう。

しっかり「思い出す」ための習慣

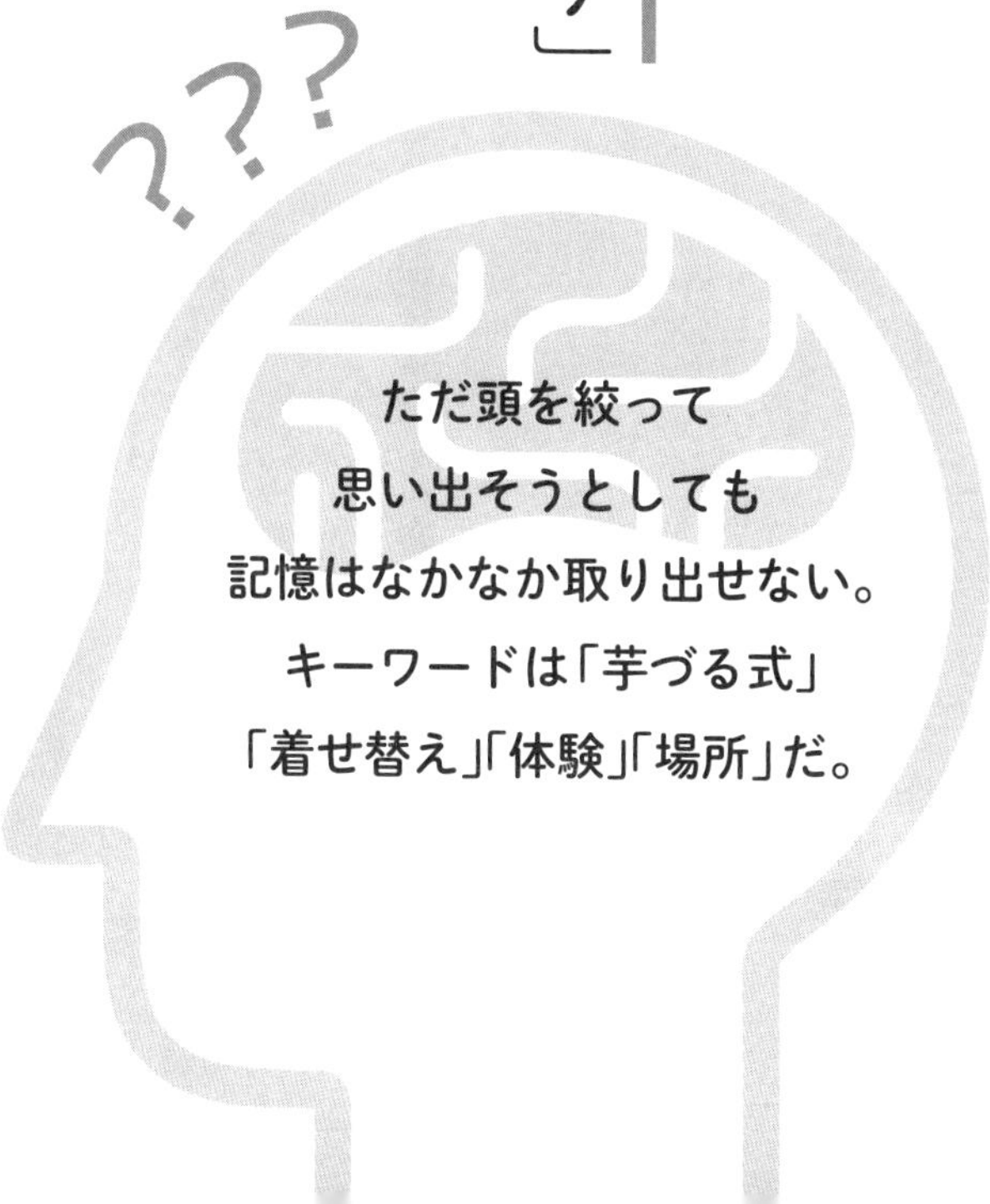

ただ頭を絞って
思い出そうとしても
記憶はなかなか取り出せない。
キーワードは「芋づる式」
「着せ替え」「体験」「場所」だ。

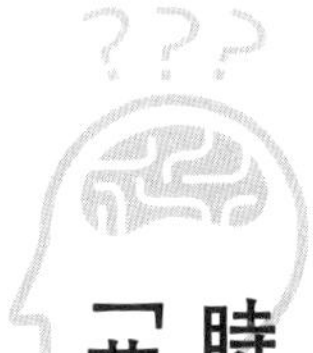

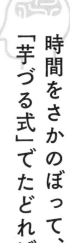

時間をさかのぼって、「芋づる式」でたどれば記憶がよみがえる

外出しようとしたら、玄関ドアのカギが見当たらない。この前、外出から帰ったとき、どこに置いたのか……。こうしたよくある物忘れの場合、カギをどこかに置く少し前の時点まで時間をさかのぼり、順番に記憶をたどっていくのが得策だ。

例えば、昨日、帰宅したときは雨が降っていた。傘を閉じるのに両手を使うから、カギは上着のポケットに入れたんだ。それで、そのまま入れっぱなしのままに。いや、そうじゃない。上着を脱いでハンガーにかけて、カギをズボンのポケットに、そこからどうしたんだっけ。えーと、キッチンに行って冷蔵庫からビールを出して……。

手間が少々かかるが、こうして芋づるを引っ張るように思い出すと、探し物に早くたどりつく。その間、脳が刺激されて活性化するというメリットもある。芋づる式の思い出し術を根気良く試すのは非常に重要なのだ。

「芋づる」を引っぱるように思い出す

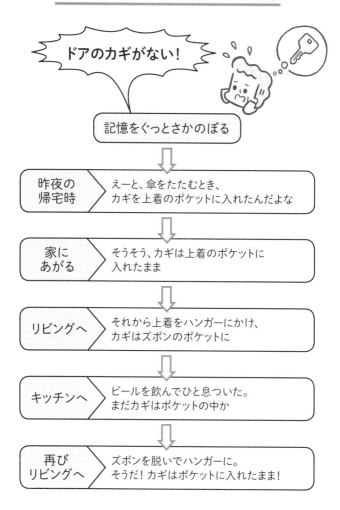

ドアのカギがない！

記憶をぐっとさかのぼる

⇩

昨夜の帰宅時　えーと、傘をたたむとき、カギを上着のポケットに入れたんだよな

⇩

家にあがる　そうそう、カギは上着のポケットに入れたまま

⇩

リビングへ　それから上着をハンガーにかけ、カギはズボンのポケットに

⇩

キッチンへ　ビールを飲んでひと息ついた。まだカギはポケットの中か

⇩

再びリビングへ　ズボンを脱いでハンガーに。そうだ！ カギはポケットに入れたまま！

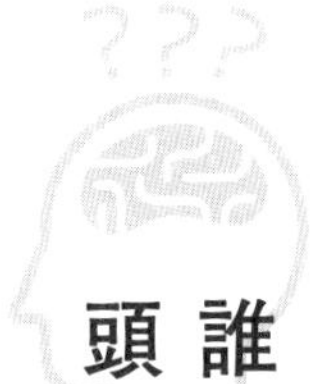

誰なのか思い出せないときは、頭の中での「着せ替え作戦」が有効！

休日、近所の公園を散歩していたら、ベンチに座っているTシャツ姿の男性がこちらを向き、「こんにちは」と笑う。「あ、こんにちは」と答えるが、動揺する。この人のことを知っているような気がするが、いったい誰なのか思い出せない……。

得意先の会社まで電車で移動中、やや離れたところにいるスーツ姿の女性が、こちらを見ながらにこやかな表情で会釈する。この人は誰?と戸惑いつつ、こちらも会釈。会ったことがあるような、ないような……。話しかけられたら、どうしよう。

こうした冷や汗をかくような経験のある人は少なくないだろう。年を経るにつれて、仕事やプライベートで顔見知りが増えていく一方、思い出す力がしだいに弱まってくるために起こることだ。

多分、会ったことがあるようなのに、誰なのかわからない。どういう状況で会ったことがあるのかも思い出せない。こういった場合、その人の雰囲気が、以前会ったときとはまったく違うのが原因かもしれない。

冒頭であげた例の場合、Tシャツ姿の男性とは、仕事に関係する場で出会っていた。また、スーツ姿のきりっとした女性とは、子どものサッカーの試合の応援でいっしょになり、互いにカジュアルな服装で初対面の挨拶を交わしていたとすればどうだろう。このように、出会いのときとはあまりにも雰囲気が異なっている場合、以前の記憶にたどりつけない可能性があるのだ。

こうしたケースで、その人のことを思い出しやすい有効なテクニックがある。頭の中で、服装を着せ替えてみるのだ。Tシャツ姿の男性なら、きちんとしたスーツにネクタイ姿、あるいは作業着姿といった仕事中の姿に変換してみよう。スーツ姿の女性は、Tシャツやトレーナー、ジーンズなどのカジュアルな服装に着せ替える。

こうした作業をひそかにすることによって、脳が刺激されて記憶がよみがえり、誰だったのか思い出せることがある。効果的な思い出し術なので、いざというときに試してみよう。

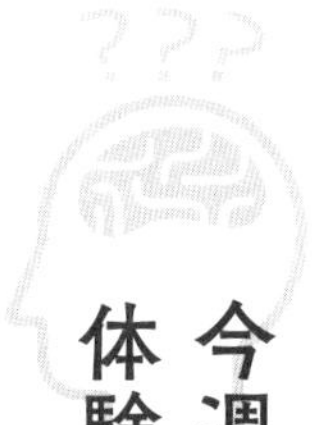

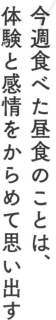

今週食べた昼食のことは、体験と感情をからめて思い出す

木曜の昼休み、今日の昼食は今週まだ食べてないものにしようと外に出る。しかし、何を食べたかをすぐには思い出せない。物忘れと認知症の中間である「軽度認知症（MCI）」でないのなら、思い出し方が下手なのに違いない。

こうした場合、料理やメニュー名を直接思い出そうとする人が多いだろうが、それでは少々てこずるかもしれない。実際に体験したことや感情の動きなどは覚えやすいが、料理の名称のような単なるデータ的な情報は記憶に残りにくいからだ。

何かを思い出すときには、この脳のメカニズムを利用しよう。昼食の場合、何を食べたかというよりも、どういった状況で、どのような感情を持って食事をしたか、というアプローチで考えるのだ。そうすれば、ずっと効率良く、昼食のシーンを記憶の倉庫から取り出すことができる。

例えば、どういった状況で食べに行ったのか。ひとりで昼食に出かけたのか、部下を誘ったのか、上司や先輩に連れられて行ったのか。こういった料理以外のところから糸口が見つかるかもしれない。部下とラーメン談義をしながら、チャーシューメンを食べて、濃厚な豚の背脂がたまらなかった。あるいは、上司と行った居酒屋のカウンターに座り、夜にこの店に来て飲みたいものだと思った。こういった記憶が、体験や感情とともに思い出される可能性がある。

店はどの程度混んでいたか、または空いていたか。隣のテーブルにどういった人が座っていたか。女性か男性か、年配者か若者か。注文を取りに来たのはどういうスタッフか。どのような話し声が聞こえてきたか。店内にＢＧＭは流れていたか。テレビはつけられていたか。どのような匂いが漂っていたか。こうした周辺情報から徐々に範囲を狭めていくと、料理の映像がふっと頭に浮かんでくる。

体験や感情をからめた記憶の引き出し方は、様々なことを思い出すときに応用できる。前章で紹介した脳力アップの方法のひとつ、「3日前の夕食を思い出す習慣」でも有効なので、脳の活性化のためにぜひ試してみよう。

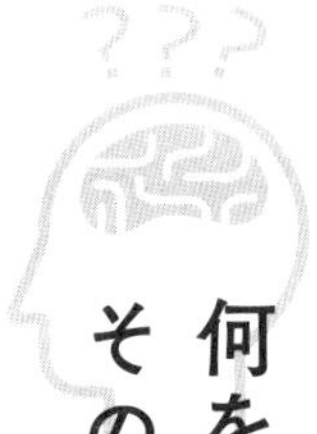

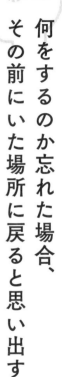

何をするのか忘れた場合、その前にいた場所に戻ると思い出す

あれ？　何をしようと思っていたんだっけ……こうした、ちょっと恐ろしい物忘れをしたことはないだろうか。何かをしようとしていたのは間違いないが、それが何なのかわからない。胸がもやもやするような物忘れで、もしかしたら認知症かも？という不安が頭をよぎる。

こうした物忘れをした場合、実際に、その前にいた場所に戻ってみるといい。リビングのソファから窓際に移動した場合、ソファのそばまでいったん戻って腰をおろそう。すると、ああ、窓から外を見て、洗濯物を取り込もうと思ったんだ、といったことを思い出しやすい。

これは脳の中で、記憶が場所と結びついて仕舞われているからだ。とても役立つ思い出し方なので覚えておこう。

物忘れがなくなる「食事」の習慣

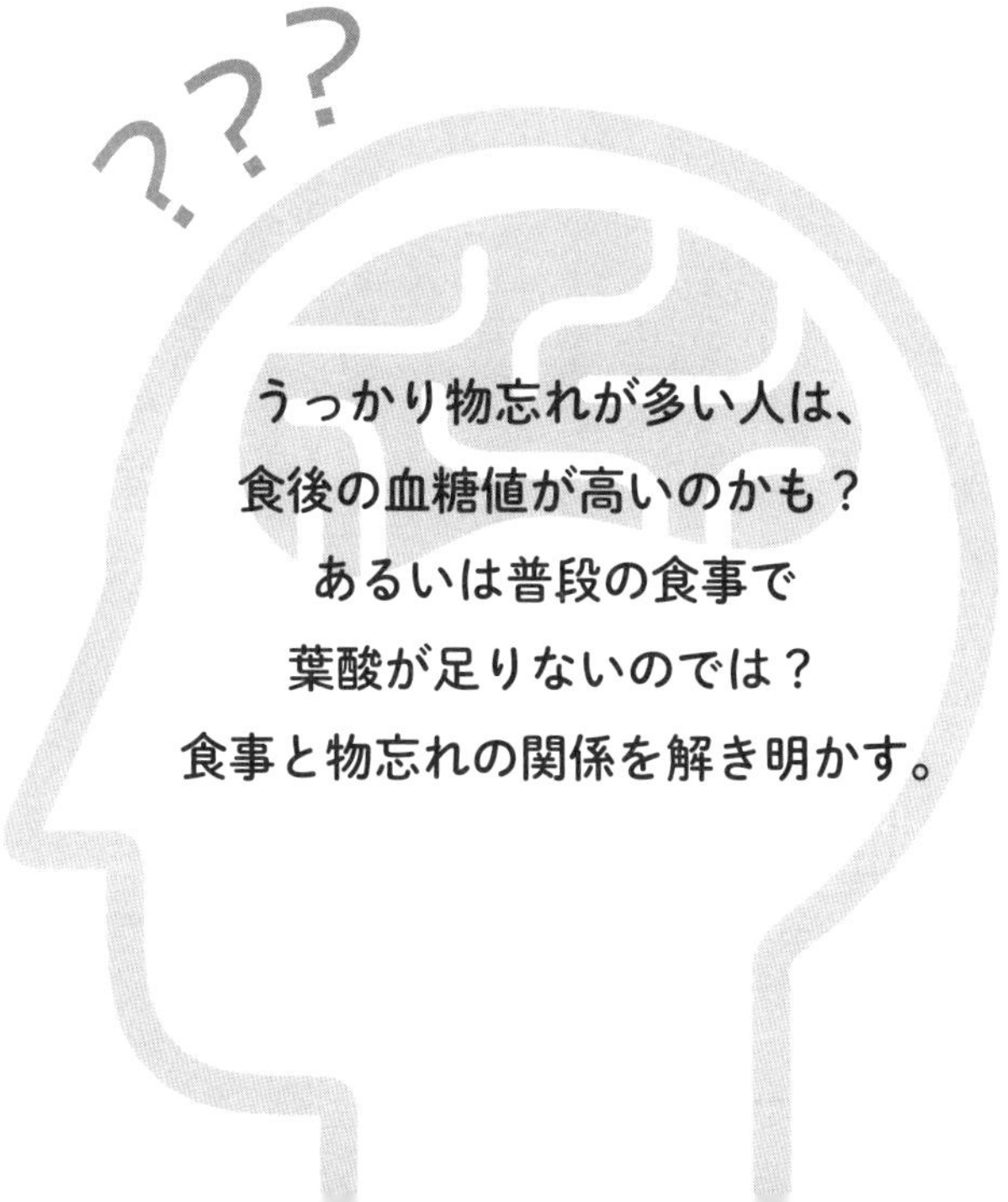

うっかり物忘れが多い人は、
食後の血糖値が高いのかも？
あるいは普段の食事で
葉酸が足りないのでは？
食事と物忘れの関係を解き明かす。

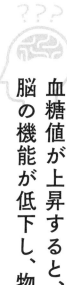

血糖値が上昇すると、脳の機能が低下し、物忘れしやすい！

「血糖値」と聞いて、何を連想するだろう。「糖尿病」「糖質制限」といった言葉をすぐに思い浮かべるのではないか。

これらに加えて、今後は「物忘れ」も関連づけるようにしよう。近年、国内外の様々な研究によって、よくある物忘れと血糖値の関係が非常に密接であることがわかり、大いに注目されているのだ。

カナダで行われた研究を紹介しよう。血糖値の高い50代、60代の人を対象に、脳の機能と血糖値の間に何らかの関係がないか調べたものだ。この研究では、過去2か月ほどの血糖値の平均値を示すＨｂＡ１ｃ《ヘモグロビンエーワンシー》という数値が高い人ほど、記憶力を測るテストの成績が悪くなった。要するに、血糖値が高い状態が続くと、物忘れをしやすくなるというわけだ。すでに糖尿病になっている人だけではなく、ただ血糖値が少し高いだけでもその傾向があるとされている。

とはいえ、脳が働くための主なエネルギー源はブドウ糖。血糖値が高いということは、脳にとって栄養が豊富な好ましい状態では？　こういった疑問が浮かぶ人もいるのではないか。

だが、この考えは間違い。血液中のブドウ糖は、そのままでは体の細胞や脳の神経細胞が取り込むことはできない。重要な役割を果たすのが、血糖値が高くなるとすい臓から分泌されるホルモンのインスリン。その働きによって、ようやくブドウ糖を取り込み、エネルギー源として利用できるようになる。

インスリンは血糖値が急上昇したり、高い状態が続いたりしたら、体の細胞に働きかけることで手いっぱいになってしまう。この結果、脳の神経細胞は血液中のブドウ糖を取り込めず、エネルギー不足になって機能が低下。これに伴って記憶力も低下し、物忘れをしやすくなるという仕組みだ。

こうした体のメカニズムにより、物忘れをなくすには食生活を改善し、血糖値を上昇させないのが非常に有効ということになる。

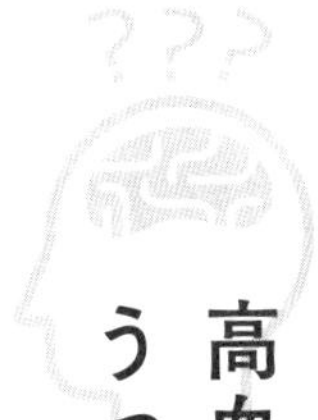

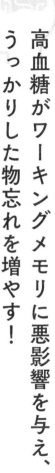

高血糖がワーキングメモリに悪影響を与え、うっかりした物忘れを増やす！

高血糖によって脳の機能が低下すると、記憶にかかわるメカニズムのなかでも、特にワーキングメモリの働きが悪くなることがわかってきた。この結果、うっかりした物忘れが多くなってしまう。

ワーキングメモリは、日常生活で欠かせない同時作業に関連する機能。何かの作業や行動をしながら、ごく一時的に記憶する働きだ。この機能が低下すると、料理を温めようと電子レンジに入れたのに忘れる、何かに気をとられて何を探していたのか忘れるといった、記憶が抜け落ちるタイプの物忘れが多くなる。

やかんを火にかけたまま忘れて、あやうく火事を起こすところだった……といった危険な物忘れも、このワーキングメモリの機能低下によって起こることが多い。高血糖によるものなら、原因がはっきりしているので改善は十分可能だ。

高血糖による物忘れの可能性があるのは？

HbA1c

⇩

5.7%以上

＊65歳未満の場合。65歳以上は、6.2%以上

食後2時間後の血糖値

⇩

140mg/dℓ 以上

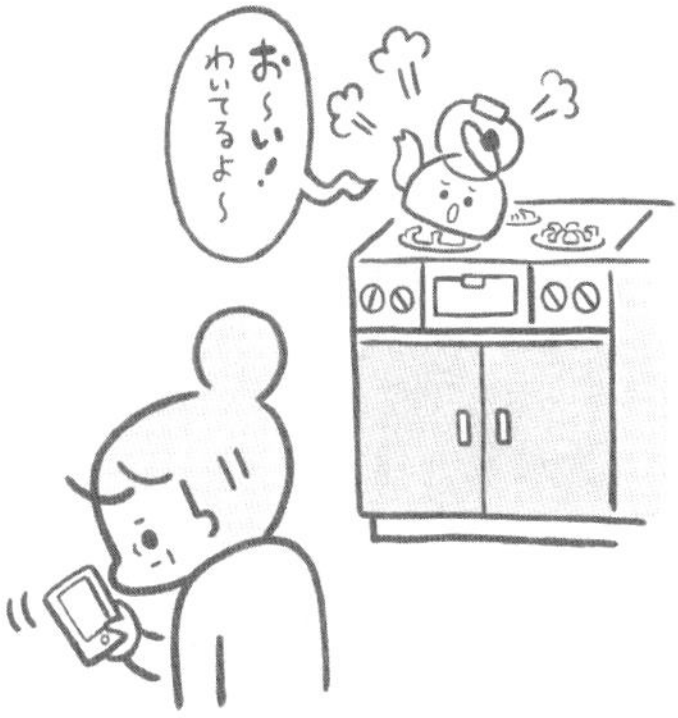

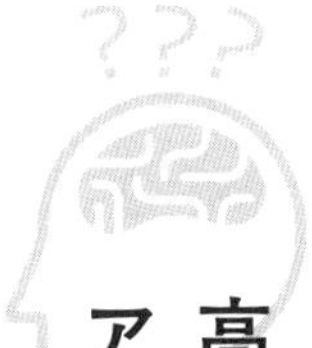

高血糖が続くと「脳のゴミが」が溜まり、アルツハイマー型認知症の原因に！

高血糖が引き起こすのは、単なる物忘れだけではない。アルツハイマー型認知症にも深くかかわっていることを知っておこう。

血糖値が高い状態が続くとインスリンが大量に分泌され、のちに酵素によって分解される。大きな問題なのが、インスリンを分解する酵素は、アルツハイマー型認知症を引き起こす脳のゴミ、アミロイドβも分解する働きがあることだ。

インスリンが大量にあると、酵素はその分解に追われて、アミロイドβにまで手が回らなくなる。こうした状態が多くなると、脳の中でアミロイドβが蓄積し、脳の神経細胞がダメージを受けて、やがて記憶障害などが起こるようになってしまう。血糖値を上げないように心がける食生活は、物忘れのずっと先にあるアルツハイマー型認知症の予防のためにも大切なのだ。

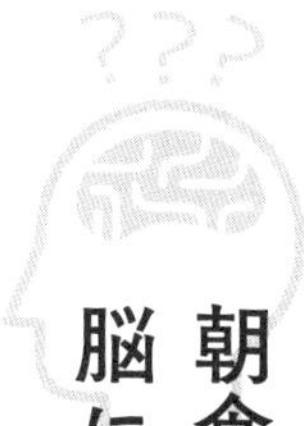

朝食はご飯に限る！緩やかに消化吸収され、脳に長時間、エネルギー源を安定供給

糖質は体内で分解され、体や脳のエネルギー源として使われるブドウ糖になる。このため、ダイエットの敵だからと、糖質を必要以上に悪者扱いするのは良くない。食卓からまったく遠ざけてしまっては、脳の働きが悪くなって記憶力も低下してしまう。摂り過ぎは良くないものの、適量は毎日絶対に必要だ。

糖質を摂るのに最適なのは朝食。このときに主食をちゃんと食べて、1日のはじまりに、脳が必要とするエネルギーを与えることが大切だ。

特におすすめなのが和食のご飯。同じ糖質の多い食品でも、パンや麺類とは違って粒状なので、ゆっくりと消化吸収されていく。この性質から、脳にブドウ糖を長時間、安定して供給することができるのだ。物忘れのない1日にするにはスタートが重要。ご飯を食べて、脳をしっかり働かせるようにしよう。

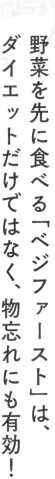

野菜を先に食べる「ベジファースト」は、ダイエットだけではなく、物忘れにも有効！

血糖値を急激に上昇させないためには、最近、すっかり定着した「ベジファースト」が有効だ。ベジファーストとは、食事でまず野菜やキノコなどを食べること。これらに含まれている食物繊維が小腸で働き、糖質の吸収を緩やかにして、血糖値の急上昇を抑えることができる。ただし、早食いをした場合、食物繊維の吸収よりも早く、ご飯やパンを食べることになるので、血糖値抑制の効果はあまり期待できなくなる。ゆっくり楽しみながら食べるようにしよう。

また、野菜なら何でも最初に食べるといいわけではない。糖度が高くて果物のように甘いフルーツトマトなどは、逆に血糖値を上げる可能性がある。ジャガイモやカボチャ、トウモロコシといった糖質の多いものも、ご飯などと同様、食事の最後に食べるようにしたほうがいいだろう。

血糖値を急上昇させない食べ方

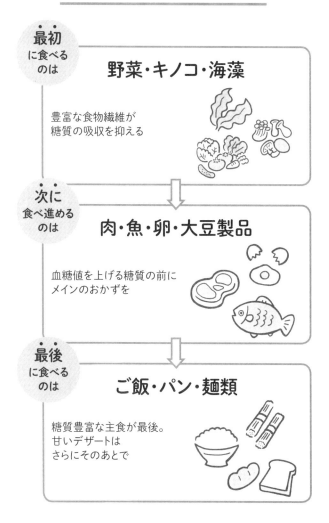

最初
に食べる
のは

野菜・キノコ・海藻

豊富な食物繊維が
糖質の吸収を抑える

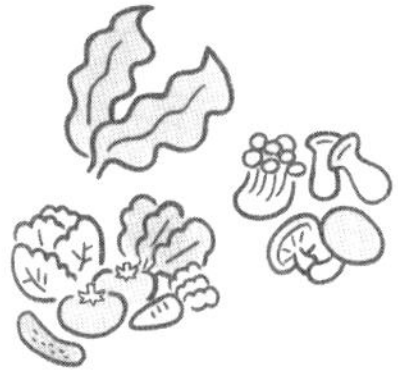

次に
食べ進める
のは

肉・魚・卵・大豆製品

血糖値を上げる糖質の前に
メインのおかずを

最後
に食べる
のは

ご飯・パン・麺類

糖質豊富な主食が最後。
甘いデザートは
さらにそのあとで

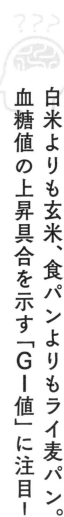

白米よりも玄米、食パンよりもライ麦パン。血糖値の上昇具合を示す「GI値」に注目！

物忘れをなくすには、食生活のなかで、血糖値をできるだけ急上昇させないことが大切。どういった食品が血糖値を上げやすく、逆に上げにくいのかを知っておきたいものだ。その目安となるのが「グリセミック指数（ＧＩ値）」。ブドウ糖を摂取したときの血糖値の上昇率を１００とし、いろいろな食品の数値を計算したものだ。

このＧＩ値を見ると、穀類のなかにも、血糖値をある程度緩やかに上昇させるものがある。例えば米については、白米のＧＩ値は88と高い一方、玄米は55とそれほどでもない。同じように、食パンやフランスパンは、全粒粉パンやライ麦パンよりもずっとＧＩ値が高い。これは玄米や全粒粉パン、ライ麦パンなどには食物繊維が多く含まれており、糖質の消化吸収を緩やかにするためだ。日常的によく食べる食品選びは、このＧＩ値も参考にして選ぶようにしよう。

GIが低い食品・高い食品

GI値の低い食品	GI値の高い食品
玄米	白米
全粒粉パン・ライ麦パン	食パン・フランスパン
そば	うどん
全粒粉パスタ	普通のパスタ
中華麺	インスタントラーメン
春雨	ビーフン
サツマイモ	ジャガイモ
大根	ニンジン

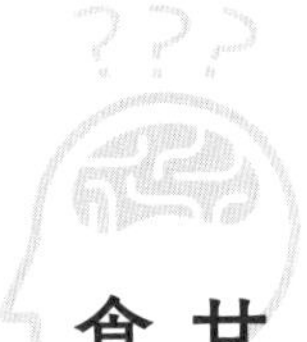

甘い果物は血糖値を急上昇させる？
食物繊維が多いのでそんなことはない

血糖値の上昇が物忘れの原因になるのなら、果物も遠ざけなければ、と思う人はいないだろうか。確かに、甘い果物を食べると、血糖値が一気に急上昇しそうな気がする。しかし、そういったことはないので、安心して食べてもかまわない。

甘い果物には果糖やブドウ糖、ショ糖などの糖分がたっぷり含まれている。けれども、食物繊維も豊富に含まれており、その働きによって血糖値の急上昇は抑えられるのだ。実際、果物のＧＩ値はおおむね低く、高めのブドウやバナナでも50台で、リンゴやナシ、イチゴなどは30～40程度しかない。果物はビタミン類なども多く、栄養豊富なので、血糖値のことは気にしないで積極的に食べるようにしよう。

ただし、ジュースは話が違う。食物繊維がほぼ含まれていない場合、血糖値が一気に上がる恐れがある。特に血糖値が急上昇しやすい空腹時は避けたほうが賢明だ。

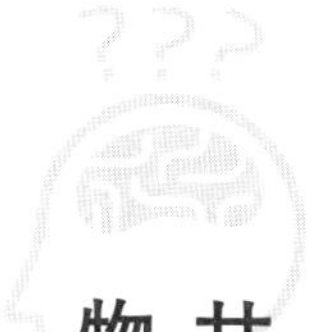

甘いお菓子を控えれば、物忘れがなくなる可能性あり！

糖質は最も重要なエネルギー源。毎日、適量を摂取することは大切だが、場合によっては血糖値を急上昇させることになる。肥満や糖尿病の予防だけではなく、物忘れをなくすためにも摂り過ぎは禁物だ。

糖質が多く含まれる食品はご飯やパン、麺類などの主食。摂り過ぎないためには、こうした主食を食べ過ぎないことが基本だ。加えて、甘いお菓子や清涼飲料水を意識して遠ざけるようにしよう。

ご飯やパンに多いでんぷんに比べて、甘い食品にたっぷり含まれる砂糖などの糖質は単純な形をしている。このため小腸から吸収されやすく、血糖値がより急激に高くなってしまうのだ。甘党の人は少々残念かもしれないが、お菓子類をできるだけ控えるようにしよう。

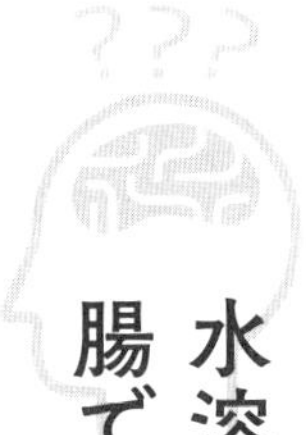

水溶性食物繊維の多い食べものは、腸でゆるゆる動いて糖質吸収を邪魔する

脳をしっかり働かせるためには、食べたものを時間をかけて消化吸収し、血糖値を急激に上昇させないことが大切。そこで、ゆっくりと消化吸収される食べものを意識して食べるようにしよう。

注目したいのは、水溶性の食物繊維が多く含まれている食品だ。食物繊維には、水に溶けない不溶性と水溶性の2つのタイプがある。どちらも体内で吸収されないのは同じだが、その性質と働きは随分違う。

不溶性食物繊維は、腸内で水分を吸収して膨らみ、便のかさを増して、便通をスムーズにする働きがある。加えて、腸内で体の害になる物質を吸着。便として体外に排出することにより、大腸ガンを予防する作用も持っている。

これに対して、水溶性食物繊維は体内で溶けて、ヌルヌルしたゼリー状になるのが

水溶性食物繊維が多い食べもの

ワカメ	昆布	モズク
大豆	ライ麦パン	ジャガイモ
サツマイモ	オクラ	コンニャク粉を使った食品

＊加工品の「コンニャク」は凝固剤によって食物繊維が不溶性になっている

特徴だ。消化器官をゆっくり移動することにより、いっしょに食べた糖質の吸収を緩やかにして、血糖値の急激な上昇を抑えてくれる。体内にとどまる時間が長いことから、おなかがすきにくくなり、血糖値を上昇させやすい甘いおやつなどの間食を防ぐという効果もある。

海藻類に水溶性食物繊維は多く、野菜やいも類、果物は不溶性食物繊維と水溶性食物繊維のバランスがいい。キノコ類は不溶性食物繊維のほうが多いが、水溶性食物繊維も十分摂取できる。

こうした食品をたくさん食べて、脳の機能をアップさせよう。

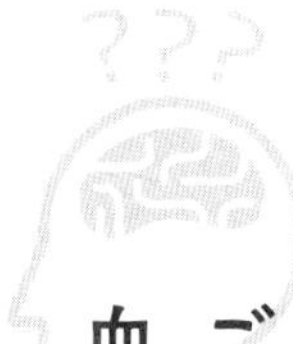

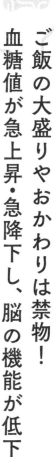

ご飯の大盛りやおかわりは禁物！血糖値が急上昇・急降下し、脳の機能が低下

昼食は必ずご飯を大盛りにする。おかわり自由なら、絶対に利用する。こういった大食漢の男性は少なくないだろう。

しかし、こうした食べ方をすると、メタボにつながる恐れがあるだけではなく、血糖値も急上昇する。これではいけないと、すい臓からインスリンが大量に分泌。血液中のブドウ糖が細胞に取り込まれ、血糖値は急激に下がっていく。この結果、脳はエネルギー不足になり、パフォーマンスが低下して、物忘れをしやすくなってしまう。

大食いをした場合、食事後3時間半ほど過ぎると、腹八分目の食事をしたときよりも血糖値が下がる。つまり、たくさん食べたにもかかわらず、空腹を感じるようになるのだ。そこで、甘いものなどについ手が伸びて、また血糖値を急上昇させるという悪循環になりやすい。ご飯の大盛りやおかわりはデメリットが非常に多いのだ。

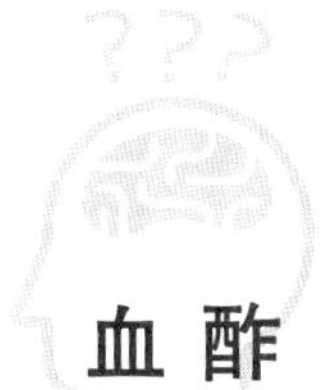

酢っぱい料理を食べるだけで、血糖値の上昇が緩やかになる！

血糖値のコントロールは、糖尿病の予防のためにも重要。そのことはよくわかっているのだが、体力を使う仕事をしているので、ご飯を減らすのはけっこう辛い。こうした人の場合、血糖値を下げる効果のある調味料の力を借りよう。

血糖値のコントロールが可能なのは、ごく身近な調味料である酢。何らかの方法で酢を摂るだけで、血糖値の上昇が緩やかになることがわかっている。摂取するタイミングは、食前・食中・食後のいつでもかまわない。

うれしいことに、摂取の仕方は何でもいい。ハチミツや果汁などで味つけして直接飲んでも、酢の物やドレッシングをかけたサラダ、酸っぱい料理やすしを食べてもOKだ。酢には血糖値コントロールの効果に加えて、1日に大さじ1杯の量を摂取すると、血圧を下げる働きもある。酸っぱい料理をもっと食べるようにしよう。

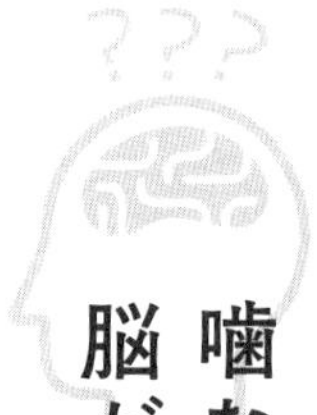

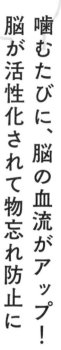

噛むたびに、脳の血流がアップ！脳が活性化されて物忘れ防止に

脳の働きを良くして物忘れをなくすために、毎日、誰でも簡単にできる方法がある。食事のとき、よく噛んで食べることだ。

認知症との関係を調査した様々な研究によって、自分の歯が多く残っている人ほど、脳の健康を保てることがわかっている。噛むことが脳に与える影響は、一般的に想像されるよりもずっと大きい。

東北大学の研究では、脳が元気に働く人の歯は平均15本ほどあったが、認知症の疑いのあるグループは10本弱しか残っていない。また、名古屋大学の研究によると、アルツハイマー型認知症の人は、そうではない同年代の人と比べて歯が3分の1程度しかなかった。

星城大学が行った、ネズミを使った興味深い実験もある。ネズミの奥歯を削って噛む力を低下させたところ、明らかに記憶力が低下したというものだ。それだけではなく、奥歯を治してもとのように戻し、再びよく噛めるようにしたら、記憶力がもとのように改善されたという。

歯は食べるのに必要なだけではなく、脳を正常に保つためにも欠かせないものなのだ。なぜ、噛むことが脳の活動を盛んにさせるのか、最近の研究で明らかになってきた。ポイントのひとつは「歯根膜」。その名のとおり、歯の根元部分にあるクッションのような薄い膜のことだ。

何かものを噛むと、歯は歯根膜に向けてわずかに沈み込む。その力を受けて、歯根膜の内部にある血管が押され、脳に向けて血液を盛んに送り出す。こうした体のメカニズムにより、よく噛むほど脳の血流が良くなり、活性化されていくのだ。歯が多く残っている人ほど、アルツハイマー型認知症が少ないのは、その原因となる脳のゴミ、アミロイドβを脳から勢い良く押し流すためだと考えられている。

毎日、食事のときに、これまで以上によく噛むようにしよう。いくつになっても、しっかり噛むことができるように、歯磨きなどのメンテナンスも大切だ。

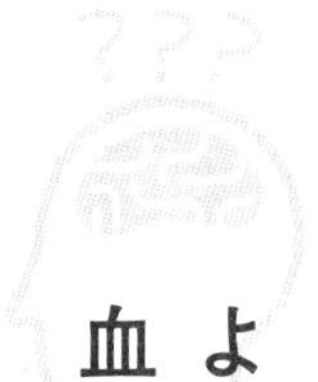

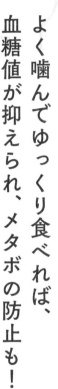

よく噛んでゆっくり食べれば、血糖値が抑えられ、メタボの防止も！

よく噛んで食べることの効果は、脳の血流が良くなるだけではない。血糖値の急上昇を抑えることにより、物忘れを防ぐ働きも期待できる。

食べものをしっかり噛むと、その物理的な刺激が脳に伝わって、ヒスタミンという物質が分泌。このヒスタミンが満腹中枢を刺激し、満腹感を覚えることによって食べ過ぎを防ぎ、血糖値が急上昇しないようになる。また、よく噛んでゆっくり食べると、糖質の消化吸収が緩やかになって、血糖値は一層上がりにくい。この相乗効果によって、脳が働きやすい状態になるわけだ。

よく噛んで食べると、もうひとつ、うれしい効果も得られる。噛むときの刺激によって、内臓脂肪を燃やす作用を持つ細胞が活性化。生活習慣病の原因となるメタボの防止に向けて働いてくれるのだ。

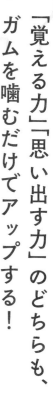

「覚える力」「思い出す力」のどちらも、ガムを噛むだけでアップする！

よく噛むと脳が活性化するのは確かだが、ちょっと気になるのは現代の食生活。戦前と比べると、1回の食事で噛む回数は半分以下に減っているのだ。大きな要因は、昔と比べて軟らかい料理が大幅に増えたことだ。よく噛んで食べたくても、ハンバーグや餃子を30回も40回も噛んだら口の中で溶けてしまう。

しかし、こうした軟らかい料理が好きな人でも、よく噛むことによる効果を得るのは簡単だ。ときどき、ガムを噛むだけでいい。岐阜大学の研究では、ガムを2分間噛むと「覚える力」が向上。さらにその30分後の実験により、「思い出す力」も良くなっていたことがわかった。噛むという行為自体は、ガムも普通の食事もいっしょ。脳を活性化する効果は十分得られるのだ。これからは、いつもポケットにガムをしのばせておいてはどうだろう。

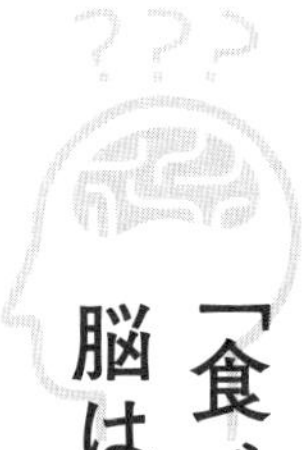

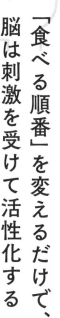

「食べる順番」を変えるだけで、脳は刺激を受けて活性化する

ある程度の年齢になったら、加齢によって徐々に低下していく思い出す力。物忘れをなくすには、ことあるごとに脳に刺激を与えて活性化したい。そのために注目したいのが、マンネリになりがちな日常的な行動。少し変えるだけで、脳が「あれ？いつもと違う」と感じるものだ。

食事の際に、とても簡単にできるのが、食べる順番をいつもと変えてみることだ。たとえば朝食でルーティンワークのように、まずみそ汁を飲み、次に焼き魚や卵焼きを食べ、それからご飯を口に運ぶ。普段、こうした流れで食べ進めているのなら、いきなりメインのおかずを食べるようにしてみよう。まず漬物から、といった具合に変えてみるのもいい。たったこれだけのことでも、通常とは違う行動を受けて脳は活性化する。いつでもできる簡単なことなので、ときどき試してみよう。

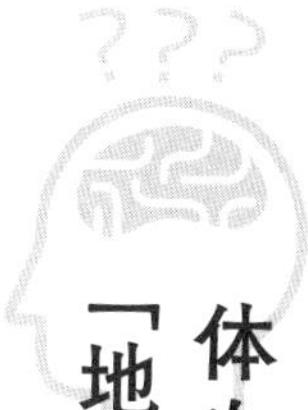

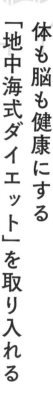

体も脳も健康にする「地中海式ダイエット」を取り入れる

青魚をよく食べ、体に良い油を摂り、抗酸化作用の高い野菜をたくさん食卓にのせる。こうした健康的な食事を習慣にすると、生活習慣病の予防はもちろん、脳の活力をキープすることも期待できる。

脳や体に有効なものをバランス良く摂取するには、「地中海式ダイエット」と呼ばれる食事スタイルを参考にするといい。ここでいう「ダイエット」とは減量法ではなく、健康的な食生活のことだ。

地中海沿岸の地方では１９６０年頃、医療水準がそれほど高くないにもかかわらず、平均寿命が長かった。ミネソタ大学のアンセル・キーズ博士がこの点に着目し、ギリシャやイタリアなど７か国にわたる疫学調査を実施。地中海の諸国では、ほかの欧米諸国と比べて心臓病が少ないことがわかった。

この研究の結果から、健康的な食習慣として考えられたのが地中海式ダイエットだ。どういったものをどれほど食べればいいのか、ピラミッド式で示されているので、次ページの図を見てほしい。

まず、毎日食べたいものは穀物や野菜、果物、豆類などが中心。これらをベースにすることで、糖質を体や脳のエネルギー源とし、ビタミン類や抗酸化作用の高いファイトケミカルなども多く摂取できる。地中海諸国の食習慣を代表する食材、オリーブオイルも毎日の摂取が推奨されていることに注目しよう。

たんぱく源となるもので最も食べたいのは魚。なかでも、体に良い不飽和脂肪酸であるDHA（ドコサヘキサエン酸）やEPA（エイコサペンタエン酸）の多い青魚を選んで食べよう。肉のなかでは、鶏肉なら週数回食べてもかまわない。

月に数回程度と分類されているのが牛肉と豚肉。生活習慣病の原因となる飽和脂肪酸の大量摂取を控えようという狙いだ。

野菜を毎日食べ、たんぱく質は魚中心。これは日本食に通じる食べ方でもある。体と脳の健康維持のために、こうした食習慣を参考にすることをおすすめする。

地中海式ダイエットのピラミッド図

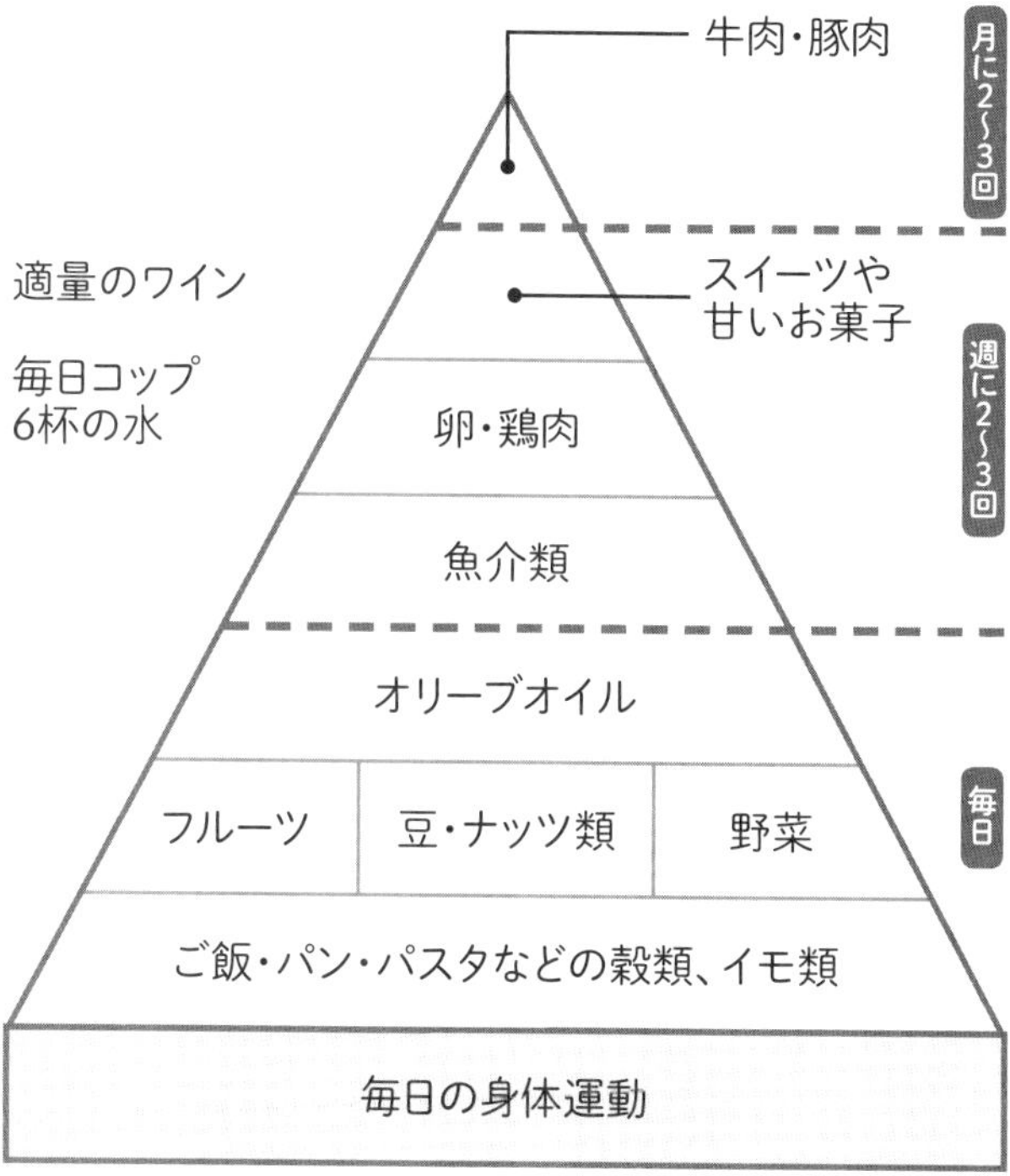

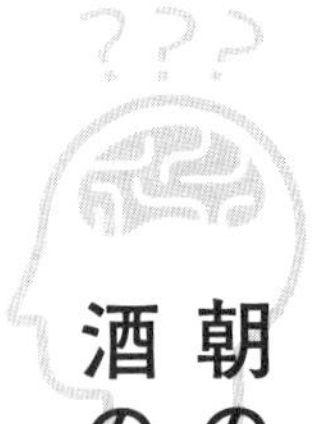

朝のおかずは塩サバ、酒の肴はサンマか刺身で、DHAを摂取

「地中海式ダイエット」ではオリーブオイルが推奨されるが、ほかにも毎日、脳を元気にするために、ぜひ摂取したい油がある。魚に含まれている不飽和脂肪酸の一種、DHAだ。

〝頭が良くなる油〟として、広告などで大々的にPRされることも多いDHA。そんなに効くの？　ちょっと眉唾物では？　と思っている人がいるかもしれない。しかし、その効能は本物だ。

脳の機能に対する有効性を示す調査のひとつで、DHAを加えた魚肉ソーセージを高齢者に毎日食べてもらった実験がある。その結果、記憶力や計算力が衰えないのはもちろん、脳の機能が向上する場合もあった。

アルツハイマー型認知症を発症した人のiPS細胞を使った実験も興味深い。この

魚に含まれているDHAの量

（100g当たりの含有量）

クロマグロのトロ	3200mg
タイセイヨウ（ノルウェー）サバ	2600mg
サンマ	2200mg
ブリ	1700mg
キンキ	1500mg
マサバ	970mg
マイワシ	870mg
シロサケ	460mg

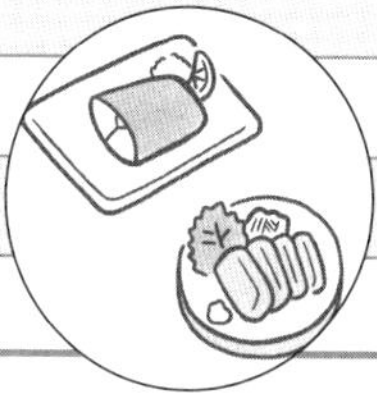

ｉＰＳ細胞には脳細胞の害となるアミロイドβが蓄積していたのだが、ＤＨＡを直接添加することによって、死滅する脳細胞が減少したのだ。ＤＨＡの脳を元気にする効果は間違いなく高い。さらに、ＬＤＬ（悪玉）コレステロールを減らし、血栓ができるのを防ぐ働きもあり、生活習慣病予防のためにも積極的に摂取したいものだ。

　ＤＨＡは青魚に多く、なかでもマグロのトロの含有量が抜きんでている。とはいえ、高価なトロを毎日食べるわけにもいかないだろう。手頃な値段のサバやサンマの塩焼き、効率的に油を摂取できる刺身などを交えて食べるようにしよう。

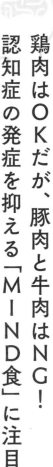

鶏肉はＯＫだが、豚肉と牛肉はＮＧ！認知症の発症を抑える「ＭＩＮＤ食」に注目

２０１５年、アメリカで発表された「マインド（ＭＩＮＤ）食」も、脳の健康を保つのに有効とされる食事の仕方だ。マインド食は地中海式ダイエットと、高血圧予防に有効な「ＤＡＳＨ食事療法」を合わせて考案された。主な食品を「積極的に食べたいもの」10項目と「食べ過ぎに注意したいもの」５項目の2グループに分け、日々の食生活で実践すれば脳の健康を保てるという考え方だ。高齢者を対象に調査したところ、積極的に取り入れたグループでは、そうではないグループに比べ、アルツハイマー型認知症の発症率が53％も低かったという。

確かに効果はありそうだが、マインド食はアメリカ人を対象にしたもの。項目のなかに全粒穀物があるなど、日本人にはややなじみにくい部分もある。とはいえ、十分参考にはなるので、日々の食事で意識してみよう。

積極的に食べたいもの

緑黄色野菜 週6日以上	その他の野菜 1日1回以上	魚 なるべく多く
鶏肉 週2回以上	豆類 週3回以上	ナッツ類 週5回以上
ベリー類 週2回以上	全粒の穀物 1日3回以上	油は オリーブオイル
ワイン 1日グラス1杯まで		

食べ過ぎに注意したいもの

赤身肉 牛肉・豚肉・加工肉	ファストフード	バター、 マーガリン
チーズ	お菓子類	

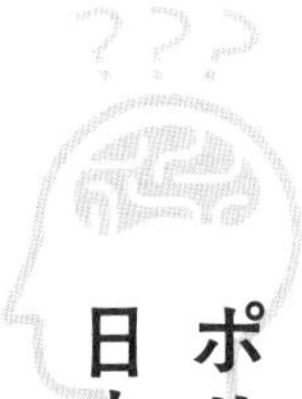

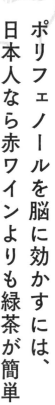

ポリフェノールを脳に効かすには、日本人なら赤ワインよりも緑茶が簡単

グラス1杯程度の赤ワインをたしなむと、豊富に含まれているポリフェノールの作用によって、健康維持に効果があるという。とはいえ、酒はし好品。体に良いからワインを飲めといわれても、アルコールに弱い体質の人もいるし、日本酒党や焼酎派は聞く耳を持たないかもしれない。これに対して、日本人なら誰でも無理なく、ポリフェノールをスムーズに摂取できる方法がある。毎日、緑茶をたくさん飲むことだ。

日本人が日常的に飲む緑茶は、渋みのもとであるカテキン類など、様々なポリフェノール類が豊富。脳に対しても有効で、緑茶をよく飲む習慣があると、認知機能が低下しにくいことがわかっている。また、実験によると、アミロイドβの増殖を抑制する作用があることも判明した。緑茶を飲むだけで物忘れが抑えられ、認知症にもなりにくいというわけだ。食事の際は、必ず緑茶を添えるようにしよう。

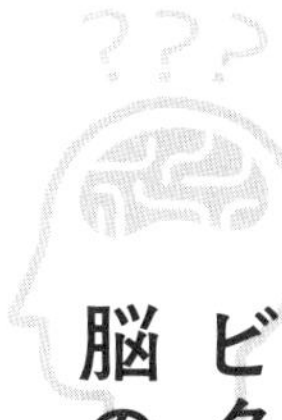

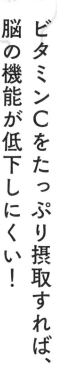

ビタミンCをたっぷり摂取すれば、脳の機能が低下しにくい！

ビタミンCといえば、美容や健康に効くというイメージの栄養素。近年、それだけではなく、脳の元気さを保つ働きもあるのではないかと注目されている。

中枢神経で脂質の代謝にかかわっているたんぱく質のなかに、「アポE4」というタイプがある。これを体内に持っていると、アルツハイマー型認知症を発症するリスクが約3・9倍もアップ。特に女性の場合、重要な危険因子になることがわかっている。ところが、アポE4を持っていても、血中ビタミンCの濃度が高い場合、低い濃度の人と比べて、認知機能低下のリスクが10分の1に抑えられたというのだ。

この金沢大学の研究では、対象者のほとんどがサプリメントは使用していなかった。日々の食事で摂取したビタミンCの効果で、これほどの違いが出たことになる。脳の機能を低下させないためにも、毎日、野菜や果物を食べることは大切だ。

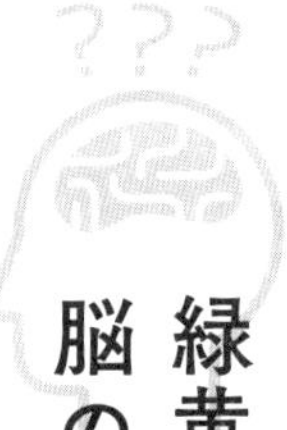

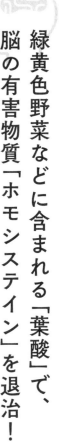

緑黄色野菜などに含まれる「葉酸」で、脳の有害物質「ホモシステイン」を退治！

「葉酸」というビタミンB群の一種を知っているだろうか。DNAや赤血球を作る働きがあり、特に妊娠初期には欠かせない栄養素だ。この葉酸が近年、脳の働きを維持するために必要不可欠で、認知症の予防にも有効なことがわかってきた。

葉酸が脳に効くのは、「ホモシステイン」という有害物質を減らす作用を持っているからだ。ホモシステインはアミノ酸の一種。過剰に増えると血液中に活性酸素が多く発生し、血管や骨にダメージを与え、動脈硬化や骨粗鬆症《こつそしょうしょう》の原因となる。脳の神経細胞も攻撃し、機能の低下や認知症のリスクを高めてしまう。

葉酸が不足すると、ホモシステインが増えて脳の活動が悪くなる。日頃の食事で積極的に摂取し、この脳を壊す有害物質をなくさなければならない。葉酸は緑の濃い野菜や果物などに多く含まれている。毎日、欠かさず食べるようにしよう。

葉酸が多く含まれる食品

（1食当たりの含有量）

アスパラガス（1束）	190μg	菜の花（1/3束）	170μg
ホウレン草（1/3束）	147μg	ブロッコリー（1/4個）	147μg
コマツナ（1/3束）	110μg	キャベツ（2枚）	78μg
レタス（2枚）	44μg	サニーレタス（2枚）	24μg
オクラ（2本）	55μg	ニラ（1/2束）	50μg
枝豆（ひと握り）	256μg	豆苗（50g）	75μg
納豆（1パック）	48μg	豆腐（1/3丁）	12μg
バナナ（1本）	26μg	ミカン（1個）	22μg
イチゴ（3個）	90μg	アボカド（1/2個）	42μg
緑茶（1杯）	16μg	焼きのり（1枚）	57μg
鶏レバー（50g）	650μg	牛レバー（50g）	500μg

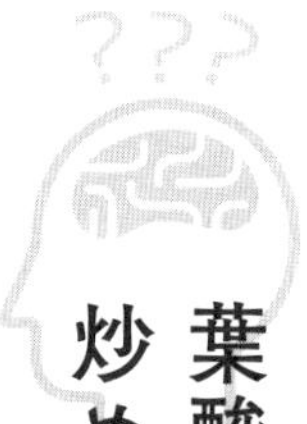

葉酸は水溶性なので、ゆで過ぎは禁物！炒め物、レンジで加熱、汁物などがおすすめ

物忘れ防止のために葉酸を摂取しようと、ホウレン草のおひたしをよく食べる。これは正しい食習慣のようだが、少し残念なことがある。

葉酸は水溶性のビタミンなので、ゆでるうちに湯の中に溶け出してしまう。もちろん、数分程度ですべてを失うわけではないが、できるだけ流出は抑えたいものだ。葉酸摂取を第一に考えるなら、ホウレン草の料理は炒め物にするほうがいい。こうすれば、含まれている葉酸をまるごと利用することができる。

アクの少ない野菜の場合、水に溶け出すのを防ぐためには、ゆでるのではなく少量の水か酒で蒸す、電子レンジで加熱するといった調理方法がおすすめだ。みそ汁やスープの具材にするのもいいだろう。調理中に汁やスープに溶け出した葉酸を、無駄なく摂ることができる。

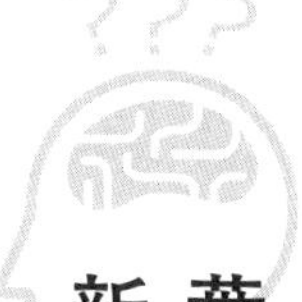

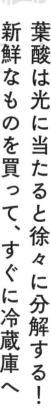

葉酸は光に当たると徐々に分解する！新鮮なものを買って、すぐに冷蔵庫へ

スーパーの野菜売り場で、半額シールが貼られている野菜を見つけた。鮮度はやや落ちているようだが、まだしなびているような感じではない。これなら十分おいしく食べられると、買い物かごに入れる……。

ときには、こうした買い方をする人もいるだろう。しかし、これからはやめておいたほうがいい。頭を元気にする栄養素、葉酸は光が当たると徐々に分解されていく。半額で売られるほどなら、店頭に並んでいる時間は相当長いはず。脳の有害物質を退治する力は弱っているに違いない。

野菜は新鮮なものを買うのが何よりだ。自宅に戻ったら、すぐに冷蔵庫に入れるか、新聞紙などに包んで光をさえぎるようにしよう。そのうえで、鮮度の落ちないうちに調理して食べるのがいちばんだ。

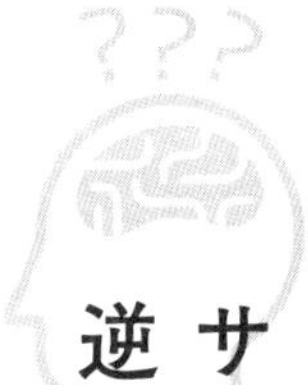

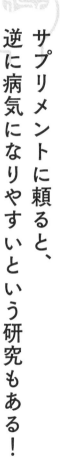

サプリメントに頼ると、逆に病気になりやすいという研究もある！

食事では摂りにくい栄養成分を補おうと、サプリメントを愛用している人は多いだろう。欲しいものをピンポイントで、効率良く摂取できるのは確かだ。しかし、日常的にサプリメントに頼るのはあまりおすすめできない。

というのも、単一の栄養素をたくさん摂取すると、期待とは逆の結果が出る場合があるからだ。有名なものでは「フィンランドショック」といわれる事例がある。フィンランドで行われた研究で、抗酸化作用の高いβ-カロテンのサプリを飲むと、肺がんの発生率が逆に高くなったというものだ。また、ビタミンEのサプリについても、摂取したほうが死亡率が高くなったという報告がある。

実際に人間の体の中でどう働くのかは、単一の栄養成分の作用だけを見ても判定しづらい。栄養は基本的に、様々な食品から摂取するようにしよう。

物忘れに効く
注目の「栄養」

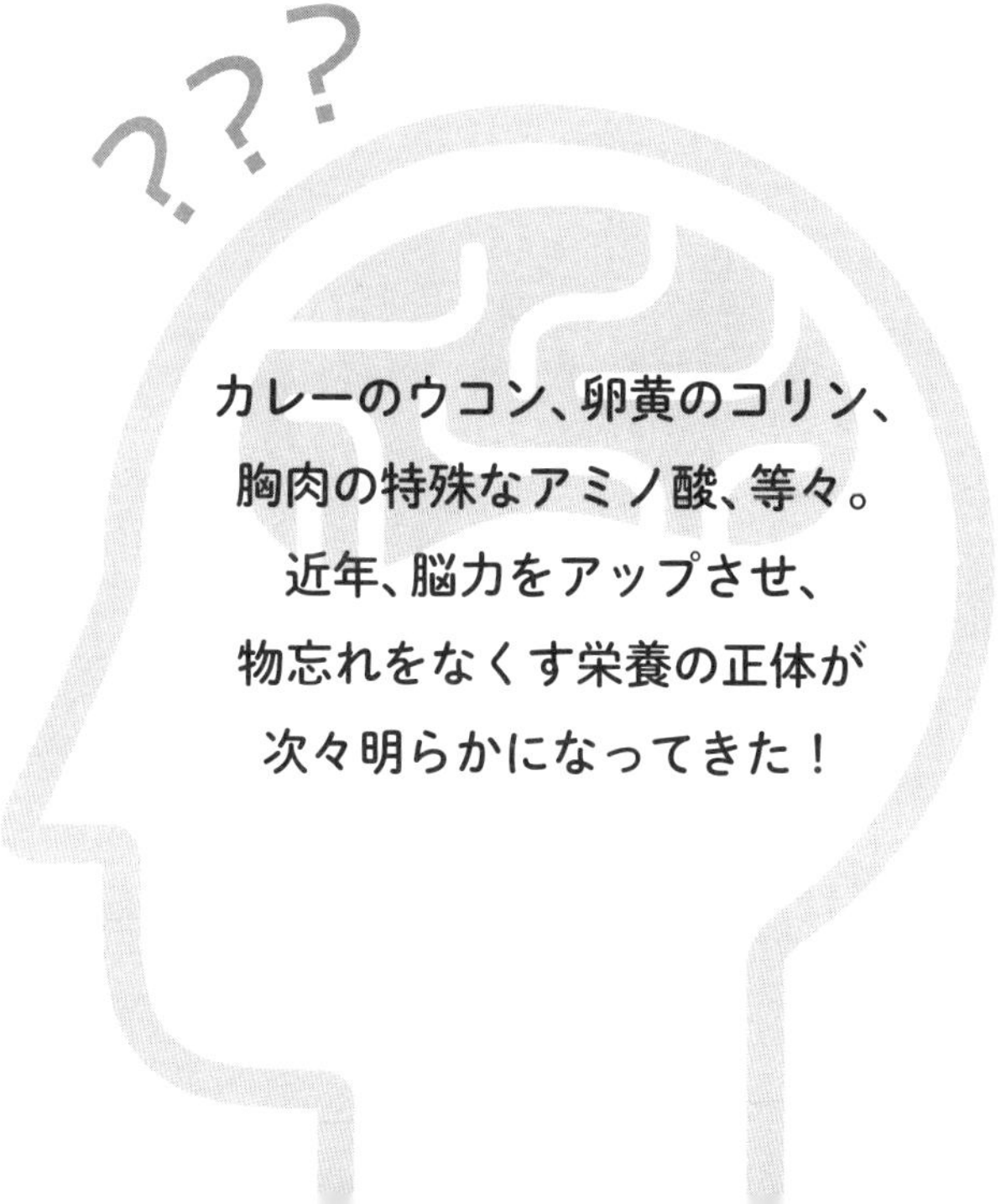

カレーのウコン、卵黄のコリン、
胸肉の特殊なアミノ酸、等々。
近年、脳力をアップさせ、
物忘れをなくす栄養の正体が
次々明らかになってきた！

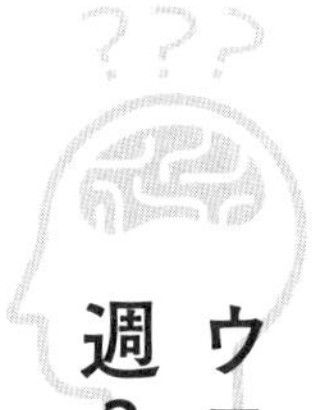

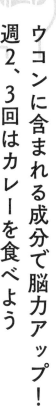

ウコンに含まれる成分で脳力アップ！週2、3回はカレーを食べよう

近頃、物忘れが多くなったような気がして……ひそかに、こう悩んでいる人は、カレーライスを食べる頻度を高めるようにしよう。

アルツハイマー型認知症の予防にはカレーが効くと、最近、注目されていることを知っているだろうか。有効成分はカレーに欠かせない香辛料、ウコン（ターメリック）に含まれているクルクミンという物質。抗酸化作用を持つポリフェノールの一種で、脳の機能低下を防ぐ働きがあることが明らかになってきた。

じつは、カレーの本場であるインドでは、アルツハイマー型認知症の発症率がアメリカの4分の1程度しかない。世界の研究者たちが、その要因を明らかにしようと研究を進め、わかってきたのがクルクミンの持つすごい力だ。

クルクミンは脳に入ると、脳のゴミである有害物質、アミロイドβに強く働きかけて分解する。アミロイドβとは神経細胞の老廃物で、増えると毒性を持って脳の神経細胞を殺す厄介な物質。カレーをよく食べて、クルクミンを日常的に摂取すると、このアミロイドβの悪さを抑えて、脳の機能低下を防げるというわけだ。

クルクミンのサプリメントを使った研究では、服用した人の28％に記憶力の向上が見られたという。それならカレーなどの食事で摂取するよりも、サプリメントを利用するのが手っ取り早いと思う人がいるかもしれない。

しかし、サプリメントの服用はあまりおすすめできない。健康食品や民間療法で発生する薬物性障害は、ウコンが引き起こすことが群を抜いて多い。原因は、ウコンに多く含まれている鉄分。脂肪肝などの肝臓のトラブルを抱えている場合、鉄分を大量に摂取することによって、肝臓の機能が悪化しやすくなってしまうのだ。

クルクミンはつい摂取し過ぎがちなサプリメントではなく、カレーを通じて摂取するのがいいだろう。大豆といっしょに食べると、クルクミンはより吸収されやすくなる。インドの定番カレーである大豆を使ったダルカレー（豆カレー）にしたり、納豆を添えたりして食べると、より効率的に摂取できるのでおすすめだ。

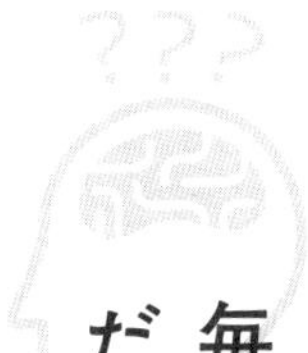

毎朝、卵かけご飯を食べると、だんだん頭が良くなる可能性あり！

記憶力が向上する、頭が良くなる効果があると、最近話題になっている「コリン」。ビタミンの仲間ではないが、体内でビタミン類のように、体の働きをサポートしてくれる有効成分だ。卵や大豆といった、毎日でも食べられる身近な食品に含まれており、手軽に摂取することができる。

コリンは体に入ると、「アセチルコリン」という物質に変化。アセチルコリンは脳の働きに関係する重要な神経伝達物質で、アルツハイマー型認知症の人の脳のなかでは減少していることがわかっている。

コリンが脳の機能に関係していることは明らかで、摂取すると学習能力が25％もアップしたという研究もある。また、ある動物実験では、アセチルコリンの合成を邪魔する物質を与えると、作業しながらごく短時間の記憶を残しておくワーキングメモリ

コリンが多く含まれている食品

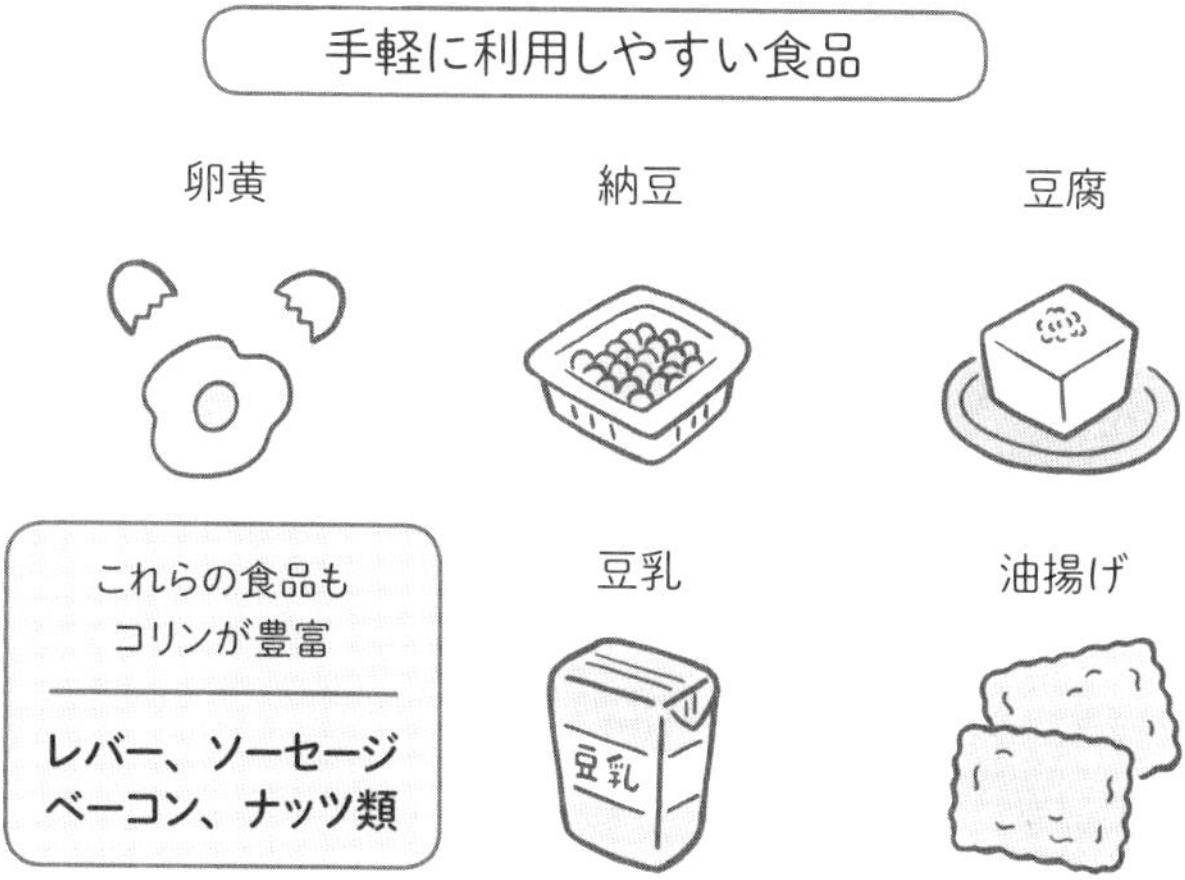
手軽に利用しやすい食品
卵黄
納豆
豆腐
これらの食品も
コリンが豊富
レバー、ソーセージ
ベーコン、ナッツ類
豆乳
油揚げ
豆乳

の機能が衰え、記憶力が低下したという。コリンは脳力を向上させるのに欠かせない成分なのだ。

コリンには頭を良くするだけではなく、血管を拡張することにより、血圧を下げたり、血流を良くしたりする作用もある。脳と体の健康のために、毎日、たっぷり摂取するようにしよう。

コリンが群を抜いて多く含まれているのは卵黄。加熱によって作用が弱まるという性質があるので、生のまま卵かけご飯で食べるのが最適だ。ほかには納豆や豆腐などの大豆製品でも、コリンを手軽に摂取することができる。

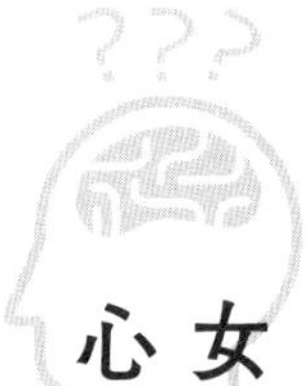

女性が大豆製品をよく食べると、心臓病になりにくく、認知機能も低下しにくい！

卵と並んで、コリンが豊富な食べものの代表が大豆。積極的に食べることによって、脳が元気になり、記憶力の向上が期待できる。

納豆や豆腐、味噌などの大豆製品を特に食べたいのは女性。これらを日常的によく食べていると、女性の場合、脳梗塞や心筋梗塞を発症しにくくなり、認知機能が低下するリスクも目立って低くなるのだ。これは豆類に多いポリフェノールの一種「イソフラボン」の働きが大きいのではないか、と見られている。

イソフラボンは女性ホルモンの「エストロゲン」に似た作用のある物質。閉経後の女性が大豆製品を多く食べると、エストロゲンの分泌が低下しても大豆製品中のイソフラボンで補え、健康を保てるというわけだ。記憶が良くなるのに加えて、骨粗鬆症《こつそしょうしょう》やガンを予防する効果などもあるので、女性は毎日、大豆製品を食べよう。

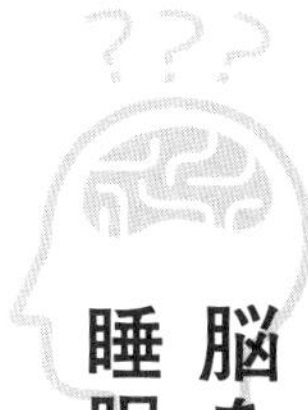

脳を元気にする納豆は夜食べると、睡眠中に血栓ができにくくなる！

脳を元気にするコリンが多く、女性にはイソフラボンによる健康増進効果もうれしい大豆製品。その代表的な加工品のひとつで、たんぱく質などの栄養も豊富な納豆は、毎日のように食卓に並べたい食品だ。

納豆といえば、朝ご飯で食べることが多いだろう。しかし、その有効成分をより効果的に働かせるには、夕食のおかずにするのがおすすめだ。というのも、血液をサラサラにする納豆特有のネバネバ成分「ナットウキナーゼ」は、食後1時間頃から効きはじめ、8～10時間ほど効果が持続する。

血流が悪くなりやすいのは、起きているときよりも眠っている間。このため、納豆を夕食で食べると、血栓が発生しやすくなる睡眠中、血液をサラサラにし続けてくれる。生活習慣病が気になる人は、納豆は夕食に食べるようにしよう。

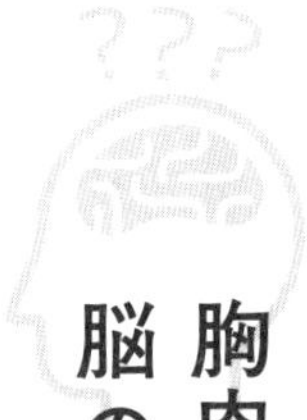

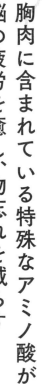

胸肉に含まれている特殊なアミノ酸が脳の疲労を癒し、物忘れを減らす

高たんぱくで低脂肪な肉ということで、鶏の胸肉やささみの人気が高まっている。栄養上、肉のなかでもこれらの部位は特におすすめだ。ヘルシーなのに加えて、脳の機能を改善し、物忘れをなくす効果も十分期待できる。

胸肉やささみは、鶏が羽ばたくときに使われる太い筋肉。大きなエネルギーを消費し続けても疲れないように、これらの部位には強力な抗酸化作用を持つ「イミダゾールペプチド」という特殊なアミノ酸が豊富に含まれている。

注目したいのは、体の疲労回復に効くだけではなく、脳の疲れを抑えるのにもひと役買っていることだ。

イミダゾールペプチドは体内でいったん、抗酸化作用を持たない2種類のアミノ酸に分解されてしまう。しかし、その後、これらが骨格筋や脳まで移動すると、イミダ

食品に含まれるイミダゾールペプチドの量

（100g当たりの含有量）

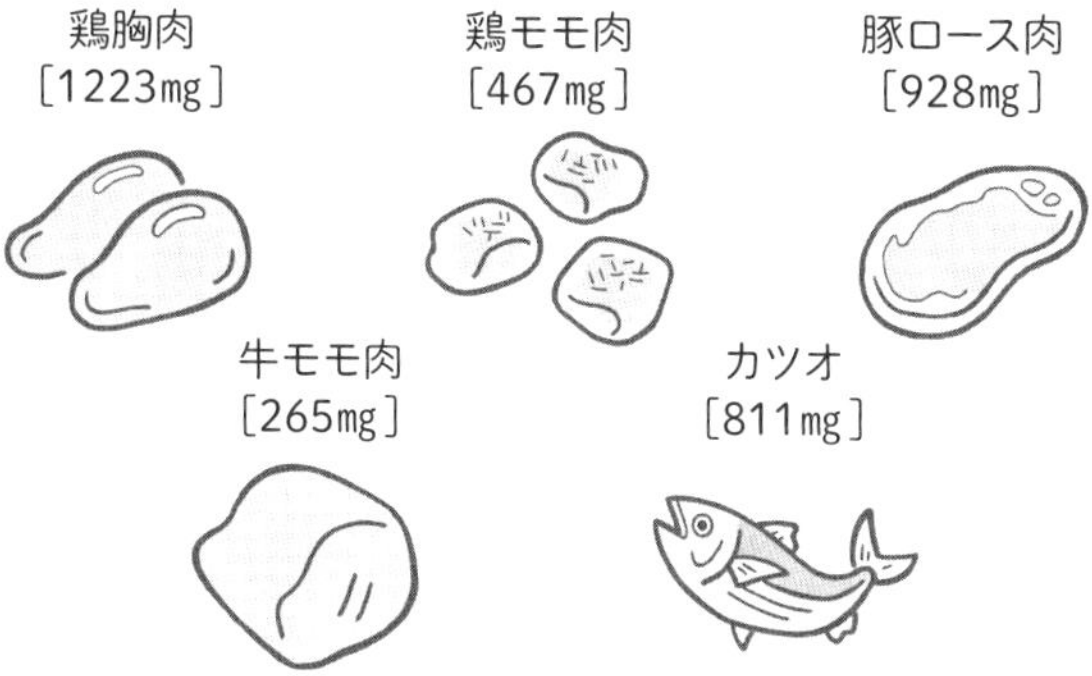

*1日に200mg摂取すれば、脳の疲労回復に効果あり。ただし、イミダゾールペプチドは食べた分をそのまま吸収できるわけではない。吸収効率から、鶏胸肉なら1日に100gを食べるとOK

ゾールペプチドに再合成されるのだ。疲労を回復させるという特殊な性質が、脳内でダイレクトに作用することになる。

イミダゾールペプチドのすごいところは、脳の疲労回復に効くことだけではない。長期的に摂取すると、前頭前野の萎縮が進むのを抑えられることがわかっている。前頭前野はワーキングメモリも働く重要な場所。その機能がアップすれば、物忘れ防止にもつながるはずだ。

イミダゾールペプチドはマグロやカツオといった、長時間泳ぎ続ける回遊魚の赤身にも豊富に含まれている。これらも積極的に食べるようにしよう。

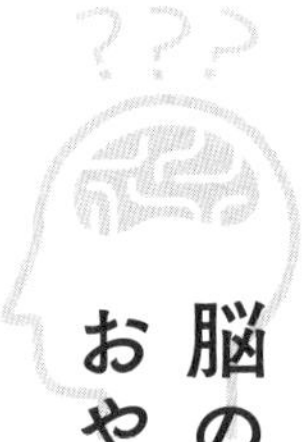

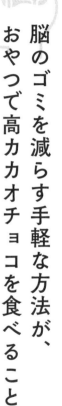

脳のゴミを減らす手軽な方法が、おやつで高カカオチョコを食べること

脳のゴミであるアミロイドβの発生を抑えるには、強い抗酸化作用のある成分の力を借りることが得策だ。そうした有効成分のなかでも、多くの食品に含まれているのがポリフェノール。緑黄色野菜などで摂取できるが、もっと簡単に、ちょっとしたおやつで摂り入れることもできる。

手軽なポリフェノールの摂取方法としておすすめなのが、チョコレートを食べることだ。ただし、ミルクたっぷりの甘いチョコレートではない。ほろ苦い大人の味の高カカオチョコレートを食べるようにしよう。

ポリフェノールを効率的に摂取するのに、高カカオチョコレートは絶好の食品。同じ重さで比較すると、赤ワインの4倍以上も多く含まれている。ただし、脂質も多く、カフェインの摂り過ぎにもなりやすいので、食べ過ぎには注意しよう。

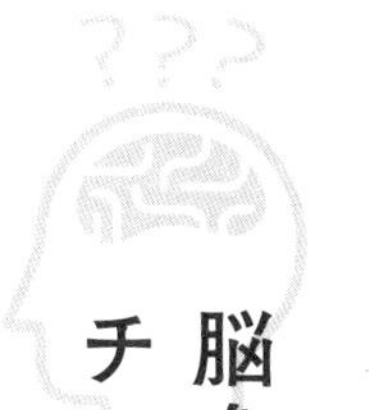

脳を活性化させるタケノコの成分は、チンジャオロースーよりも炊き込みご飯で

本格的な春の到来を教えてくれるタケノコ。炊き込みご飯やバター焼き、チンジャオロースーなど、料理のバリエーションは多い。どれもおいしく味わえるが、脳の活性化という点から考えると、チンジャオロースーはあまりおすすめできない。

タケノコの有効成分で近年、注目されているのがチロシン。アミノ酸の一種で、タケノコを切ったときに出てくる白い粉に含まれている。一見、カビのようだが、脳に効く大事な成分なので捨ててはいけない。

このチロシンから作られるのが、ドーパミンやアドレナリンなどの神経伝達物質。これらの働きによって脳が活性化され、やる気や集中力が高まっていく。ただし、チロシンは切り口から流れ出すので、細切りにするチンジャオロースーのような料理では効率的に摂取できない。溶け出した汁ごと食べられる炊き込みご飯がいちばんだ。

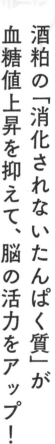

酒粕の「消化されないたんぱく質」が血糖値上昇を抑えて、脳の活力をアップ！

記憶力や物忘れに大きくかかわっているのが血糖値。血液中のブドウ糖が急激に増えると脳の働きが低下し、物忘れしやすくなってしまう。脳の活力をアップさせるには、血糖値を抑えることが非常に重要となる。

ベジファーストや腹八分目などと並び、血糖値抑制効果が期待できるのが、食物繊維の多いものをよく食べることだ。

血糖値の急上昇を抑える食品といえば、野菜や海藻などを思い浮かべるだろう。これらに加えて、日本酒を造る際、米を熟成させたもろみを絞ってできる酒粕にも、血糖値の上昇を緩やかにする働きがある。とはいっても、食物繊維が豊富なわけではない。〝食物繊維のような〟働きをするものがたっぷり含まれているのだ。

注目される血糖値抑制成分は「レジスタントプロテイン」。消化されにくい（レジスタント）たんぱく質（プロテイン）のことで、食べたらほぼそのまま小腸まで行き、脂肪を吸着しながらゆるゆる進んで、最後は便となって排出される。あくまでもたんぱく質でありながら、体内ではまるで食物繊維のような働きをする不思議な物質だ。

酒粕を使った料理を食べると、レジスタントプロテインの働きにより、消化吸収は緩やかに進んでいく。この働きにより、血糖値の急激な上昇が抑えられて、脳のエネルギー不足を防ぐ効果が期待できるというわけだ。

ほかにも酒粕には、LDL（悪玉）コレステロールを減らし、善玉（HDL）コレステロールを増やすといった、中高年にはうれしい作用もある。「カス」という残念な名がつけられているが、甘酒や粕漬けなど、古くから様々な食品作りに利用されてきた酒粕。深みある味わいが好まれただけではなく、健康に対する効果が高いことも体験的に知られていたのだろう。

酒粕にはレジスタントプロテイン以外にも、アルコール性肝機能障害に効く、美しい肌を保つ、といった働きのある有効成分も含まれている。いろいろな料理に使って、その効能をもっと利用してみよう。

サケの赤い色素がアミロイドβに対抗し、脳の神経細胞を守る！

アルツハイマー型認知症を引き起こすのは、脳の神経細胞の老廃物であるアミロイドβ。この厄介な「脳のゴミ」が溜まると、やがて過剰な酸化作用によって、脳細胞を死滅させてしまう。このメカニズムから、抗酸化作用を持つ有効成分をたくさん摂取すれば、物忘れなどの記憶に関するトラブルをなくし、認知症の予防にもつなげることができる。

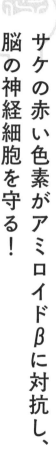

抗酸化作用を持つ物質といえば、β－カロテンやポリフェノールなどをまず思い浮かべるのではないか。これらはブロッコリーやホウレン草といった緑黄色野菜に多く含まれている。しかし、抗酸化作用のある物質を摂取できる食べものは野菜だけではない。魚介類のなかにも、脳の機能を活性化させるものがあることを知っておこう。

強い抗酸化作用を期待できる魚介類は、サケとエビの仲間。これらの身や殻を赤くしている「アスタキサンチン」が、酸化を抑える強烈なパワーを持っている。アスタキサンチンはもともと、ヘマトコッカスという植物プランクトンに含まれている天然色素。ヘマトコッカスは動物プランクトンのエサとなり、サケやエビはそれを食べることによって、身や殻の中に色素を蓄えていく。

アスタキサンチンの抗酸化力は強力で、最近はアンチエイジングの有効成分として、化粧品などにも使われている。特に得意とするのは、紫外線によって発生した活性酸素の退治だが、脳の神経細胞を守る働きも十分期待していいだろう。

また、筑波大学の研究により、軽めの運動とアスタキサンチンの摂取を併用すると、記憶をつかさどる「海馬」が刺激され、空間学習能力が向上することがわかった。サケやエビ料理に加えて、早足のウォーキングなどを習慣に取り入れると、一層高い効果を得られそうだ。

サケの仲間でアスタキサンチンが最も多いのは、身が鮮やかな濃い紅色のベニザケ。エビの場合は殻に含まれているので、小さなエビを殻ごと食べるか、エビフライの尻尾を残さないようにしよう。

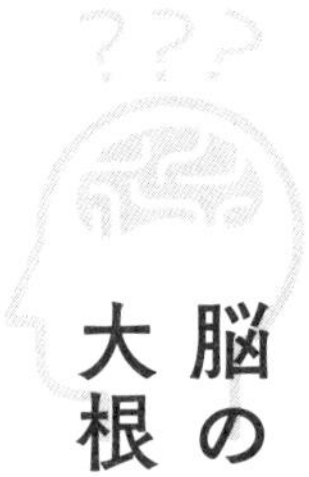

脳の活力を増す必須アミノ酸「リジン」は、大根おろしとの相性が良くないので注意！

たんぱく質を構成するアミノ酸には20種類ある。このうち、人間が体内で作り出せるのは11種類で、残り9種類は作り出すことができない。こうした食べものから摂取しなければならないアミノ酸を「必須アミノ酸」という。必須アミノ酸のなかでも、脳の活力のために欠かせないのが「リジン」。脳のエネルギー源であるブドウ糖の利用効率を良くし、脳を元気良く働かせてくれる。リジンは魚や肉、卵、大豆といった幅広い食品に含まれているので、バランス良くいろいろなものを食べよう。

注意したいのは、これらを生の大根と食べるとき。大根にはリジンの吸収を阻害する「リジンインヒビター」という物質が含まれている。このため、例えば、シラス干しに大根おろしは合わせたくない。ただ、酢の成分がリジンインヒビターの作用を抑えるので、大根おろしを添えたい場合は、ポン酢をかけるようにしよう。

ホタテや鶏肉の有効成分で、言葉や図形に関する記憶力が改善！

かつて認知症は治らないといわれていたが、近年、脳の機能回復を目指す研究が活発に進められている。そうした注目される取り組みのひとつが、「プラズマローゲン」という物質を使って、認知症を改善させようとするものだ。

プラズマローゲンとは脳神経細胞などに多く含まれる脂質の一種で、強い抗酸化作用がある。アルツハイマー型認知症の人の脳では減少するなど、認知機能に強く関係している物質だ。複数の臨床試験の結果、プラズマローゲンを摂取すると、言葉や図形を記憶し、思い出す能力などが向上することがわかった。脳の神経炎症を防ぎ、アミロイドβの蓄積を防ぐといった効果があると考えられている。

近年開発されたプラズマローゲンのサプリメントは、ホタテや鶏肉などから抽出されたもの。こうした食品を積極的に取ると、物忘れをなくす効果が期待できそうだ。

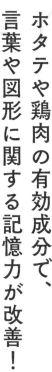

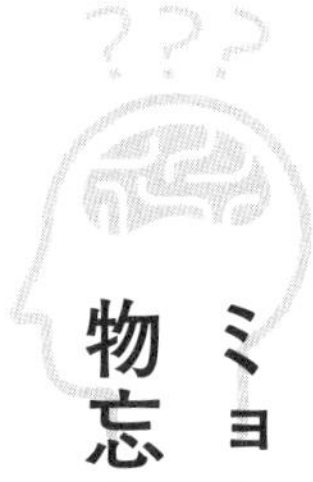

ミョウガの香りは脳を活性化！物忘れ防止に、たっぷり食べよう

「ミョウガを食べると物忘れをする」と聞いたことがないだろうか。「茗荷宿《みょうがやど》」という落語にも、宿屋の主人が飛脚にミョウガを食べさせ、預かった金のことを忘れさせようとするシーンがある。「物忘れ」の俗説は何となく気になるかもしれないが、信じることはない。それどころか、脳のためにはミョウガをもっと食べるべきだ。

ミョウガを包丁で刻むと、独特のさわやかな香りがする。この香りのもとは、スギやヒノキにも含まれている「α－ピネン」という精油成分。血液循環や発汗促進といった効果のほかに、脳を活性化し、集中力を高める働きがあることがわかってきた。

注意したいのは、α－ピネンは揮発性が高いこと。刻んで時間がたつにつれて失われていくので、食べる直前に調理しよう。また、加熱しても香りが薄れるので、やはり生を薬味にするのがおすすめだ。

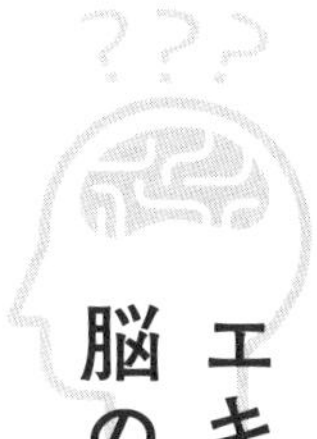

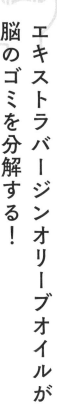

エキストラバージンオリーブオイルが脳のゴミを分解する！

「地中海式ダイエット」を食生活にしっかり取り入れると、アルツハイマー型認知症の罹患率が32～40％近くも低くなることがわかっている。その主な要因のひとつがオリーブオイル。心臓病予防といった体の健康だけではなく、脳の機能維持にも強くかかわっているのだ。

脳の健康を保つために有効なのは、オリーブオイルに含まれる「オレオカンタール」という天然化合物。その独自の働きによって、脳のゴミであるアミロイドβを減らし、アルツハイマー型認知症を予防する。

ただし、この重要な有効成分は、エキストラバージンオリーブオイルにしか含まれていない。ほかのタイプのオリーブオイルを使った場合、生活習慣病の予防効果は得られるものの、脳に直接働きかけることはできないので要注意だ。

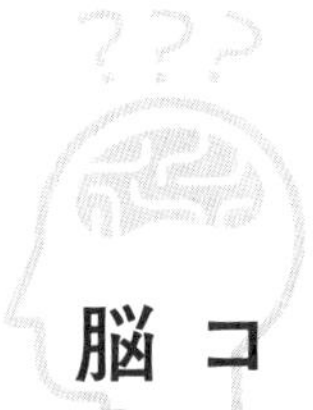

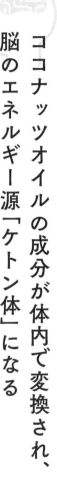

ココナッツオイルの成分が体内で変換され、脳のエネルギー源「ケトン体」になる

脳に良い油といえば、ＤＨＡやオリーブオイルなどが思い浮かぶだろう。近年、これらに加えて、ココナッツオイルも脳の機能を活性化し、認知症を改善するのに有効だという研究もある。

アルツハイマー型認知症になると、脳でインスリンが働きにくくなり、主なエネルギー源であるブドウ糖を利用しづらくなってしまう。しかし、じつは「ケトン体」という物質も、脳がエネルギー源として利用することができる。そこで、着目されたのがココナッツオイルに含まれる「中鎖脂肪酸」。摂取すると、体内でケトン体に変換されるので、脳のエネルギー源となって認知機能が向上するという考え方だ。

ただし、中鎖脂肪酸は動物性脂肪と同じ飽和脂肪酸の仲間。摂り過ぎは逆に体に良くないので、ココナッツオイルを使う際には十分注意しよう。

物忘れがなくなる
「運動」の習慣

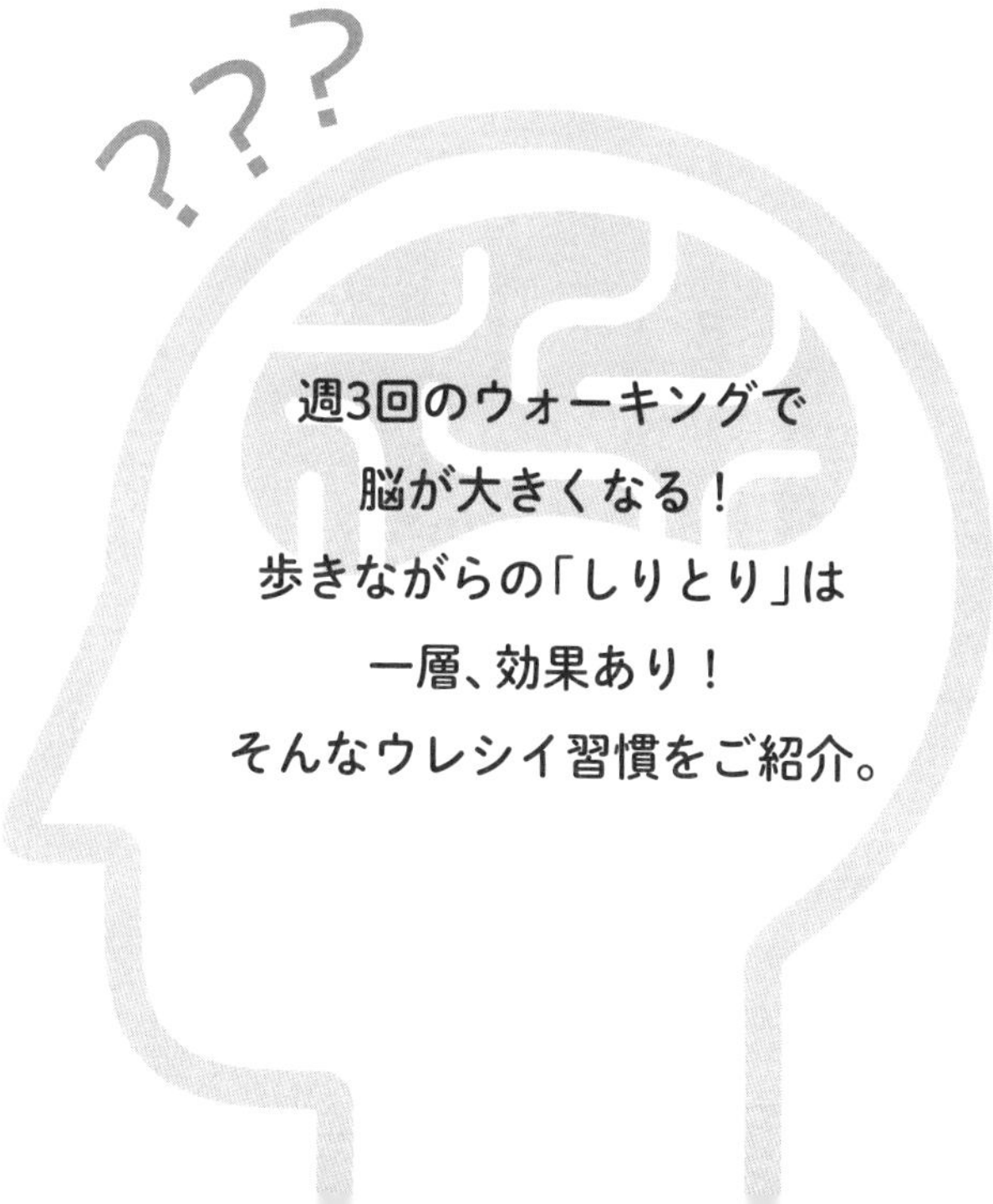

週3回のウォーキングで
脳が大きくなる！
歩きながらの「しりとり」は
一層、効果あり！
そんなウレシイ習慣をご紹介。

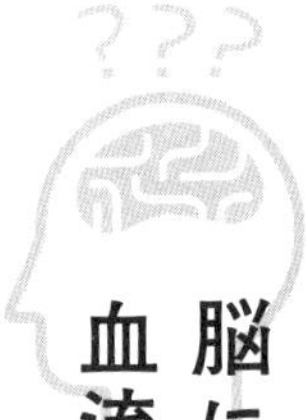

脳に最も効くのは有酸素運動！血流を良くし、脳のゴミも減らす効果あり

最近、人の名前をなかなか思い出せない。物忘れが多くなって困る……。こういったあなたに、最もおすすめしたいのは運動だ。

数ある生活習慣のなかで、じつは運動ほど脳に良い影響を与えるものはない。それも、きつい筋トレや激しいスポーツではなく、誰でも簡単にできる軽めの有酸素運動がいちばんだ。

脳力アップに有酸素運動が有効なことは、国内外の様々な研究によって証明されてきた。フィンランドの高齢者１５００名を対象にした大規模な調査では、有酸素運動を週2回以上行っている人は、まったく運動しない人と比べて、認知症の発症リスクが半分程度しかなかった。

軽めの有酸素運動を習慣にすると、記憶力がアップすることもわかっている。愛知県で軽度の認知障害がある人を対象に行った調査を紹介しよう。週1回軽い有酸素運動を行うグループと、まったく行わないグループに分けて、10か月後に認知機能テストを実施。その結果、運動習慣のあったグループでは、記憶力を中心とする認知機能が向上し、脳の萎縮も止まっていた。

有酸素運動とは、心拍数がある程度上がる運動を持続的に行うものだ。こうした運動をすると、酸素がたっぷり含まれた血液が脳に絶えず送り込まれる。例えば、30分のウォーキングをすれば、その間ずっと脳の血流は増えたまま。こうした状態が脳に好影響を与えないわけがない。

有酸素運動を行うと、アルツハイマー型認知症の原因となる脳のゴミ、アミロイドβを壊す酵素が発生することも明らかになっている。さらに、脳の神経細胞を活性化させる神経栄養因子という一種の栄養素も体内で作られ、記憶をつかさどる海馬の代謝が良くなって機能がアップする。

「毎日忙しいから」「面倒くさいから」「運動が苦手」などの理由で体を動かしていない人は、近い将来、物忘れで困る程度では済まなくなるかもしれない。

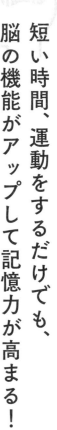

短い時間、運動をするだけでも、脳の機能がアップして記憶力が高まる！

運動の効果が仕事や勉強にも活かせることを知っているだろうか。じつは、脳は短時間の運動でも、機能が明らかに活性化することがわかってきた。その強い関係は、筑波大学で記憶力と運動との関連性を調べた実験で明らかだ。

この研究では、サイクリングマシンを10分だけこぐグループと、こがないグループに分けて、運動後に記憶テストを実施。その結果、こいだグループのほうが、より細やかな記憶を残していた。短時間でも運動をすると、一時的ではあっても記憶力が向上したのだ。こうした脳の状態は、仕事や勉強にもってこい。有効活用するには自宅から駅、駅から職場までを早足で歩く、または昼休み中のウォーキングがおすすめだ。早朝に運動する手もあるが、起きたばかりの体は体温が低く、水分量も低下している。体を動かす準備が整っていないので、中高年は避けたほうがいいだろう。

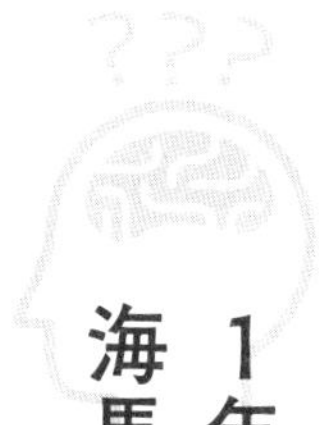

1年間、有酸素運動を続けたら、海馬が大きくなって記憶力が向上！

短いちょっとした運動にも記憶力を良くする効果はあるが、脳そのものの機能がアップするわけではない。脳力を確実に高くするためには、やはり運動をしっかり習慣づけることが必要だ。

アメリカで行われた長期的な研究を紹介しよう。Aグループにはストレッチや体操などを、Bグループには週3回40分の早足ウォーキングを行ってもらい、1年後に海馬の大きさを測った。すると、Aグループの海馬は体積が1・4％減少していた一方、Bグループでは2％増加していたのだ。

海馬が大きくなった結果、もちろん記憶力も良くなり、特に空間を認識する記憶の向上が著しかったという。物忘れが気になる人は、今日からでも体を動かしてみることを強くおすすめする。

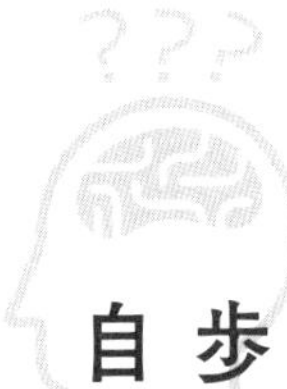

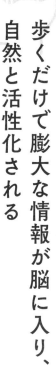

歩くだけで膨大な情報が脳に入り、自然と活性化される

ひと口に有酸素運動といっても、自転車や水泳、ウォーキング、ジョギング、スタジオでのエクササイズなどいろいろなものがある。いずれもおすすめで有効な運動だが、無理なくできて、しかも脳に対する効果が大きいのはウォーキングだ。

歩くのは両手両足を大きく使う全身運動で、しかも体に無理がない。家の前でも職場の近くでも、どこでもできるので、毎日の習慣に取り入れやすい。加えて、外を歩くと、脳は膨大な情報を処理し続けて活性化する。

地面に危険なものは落ちていないか、でこぼこはないか、人にぶつからないか、前から来る自転車をよけようか、そのまま前に進もうか、信号は赤に変わらないか。歩いていると、無意識のうちにこういった様々なことを瞬時に考え、処理している。歩くという動作自体が、脳に非常に好ましい刺激を与えるのだ。

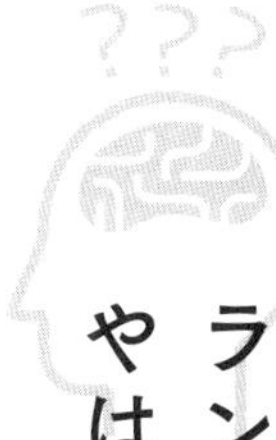

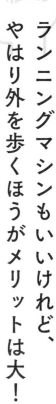

ランニングマシンもいいけれど、やはり外を歩くほうがメリットは大！

フィットネスジムの利用者は、ランニングマシンを使っていることが多い。天候に関係なく歩いたり走ったりでき、速度や消費カロリーがひと目でわかるのもメリットだ。有酸素運動としてはこれで何も問題はない。しかし、脳を元気にすることも大きな目的なら、外でウォーキングするほうがおすすめだ。

できれば日中、外を歩くのがいい。太陽の光を浴びると、「幸せホルモン」といわれる「セロトニン」が分泌されるからだ。セロトニンは脳の神経伝達物質のひとつで、精神を安定させる効果がある。さらに、夜になると眠りを促すホルモンの「メラトニン」に変化。その働きで深い眠りが導かれ、脳に記憶が定着される。

外を歩くと、脳が処理する情報量が、ランニングマシンを使う場合とはけた違いに多いのもメリット。太陽の下で歩くのは、脳に良いことだらけなのだ。

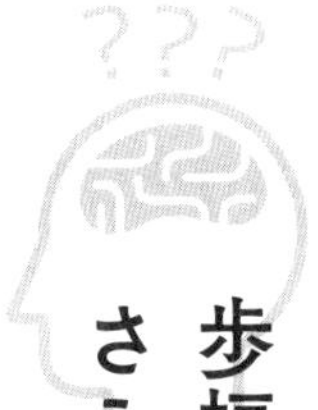

歩幅を広くして早足で歩くと、さらなる脳力アップにつながる！

近所をのんびり散歩するだけでも、脳は様々な刺激を受けて活性化する。とはいっても、ゆっくり歩くだけではさほどの負荷はかからず、心拍数は上がらない、せっかく時間を取って歩くのなら、血流を良くする有酸素運動としてのウォーキングを心がけるようにしよう。

いちばんのポイントは、やや速めに歩くことだ。心拍数がある程度上昇し、汗が少し出るくらいのスピードをキープ。こうした早歩きを30分以上行うと、体にも脳にも良い影響を与えることができる。

早歩きといっても、脚の回転を速くするのではない。歩幅を広くすることを意識しよう。一歩一歩を大きくして歩くと、太ももの前面と裏面の筋肉が一層使われて、運動強度がアップ。足の回転を速くするよりも心拍数が上がるので、より優れた有酸素

脳に効くウォーキングのポイント

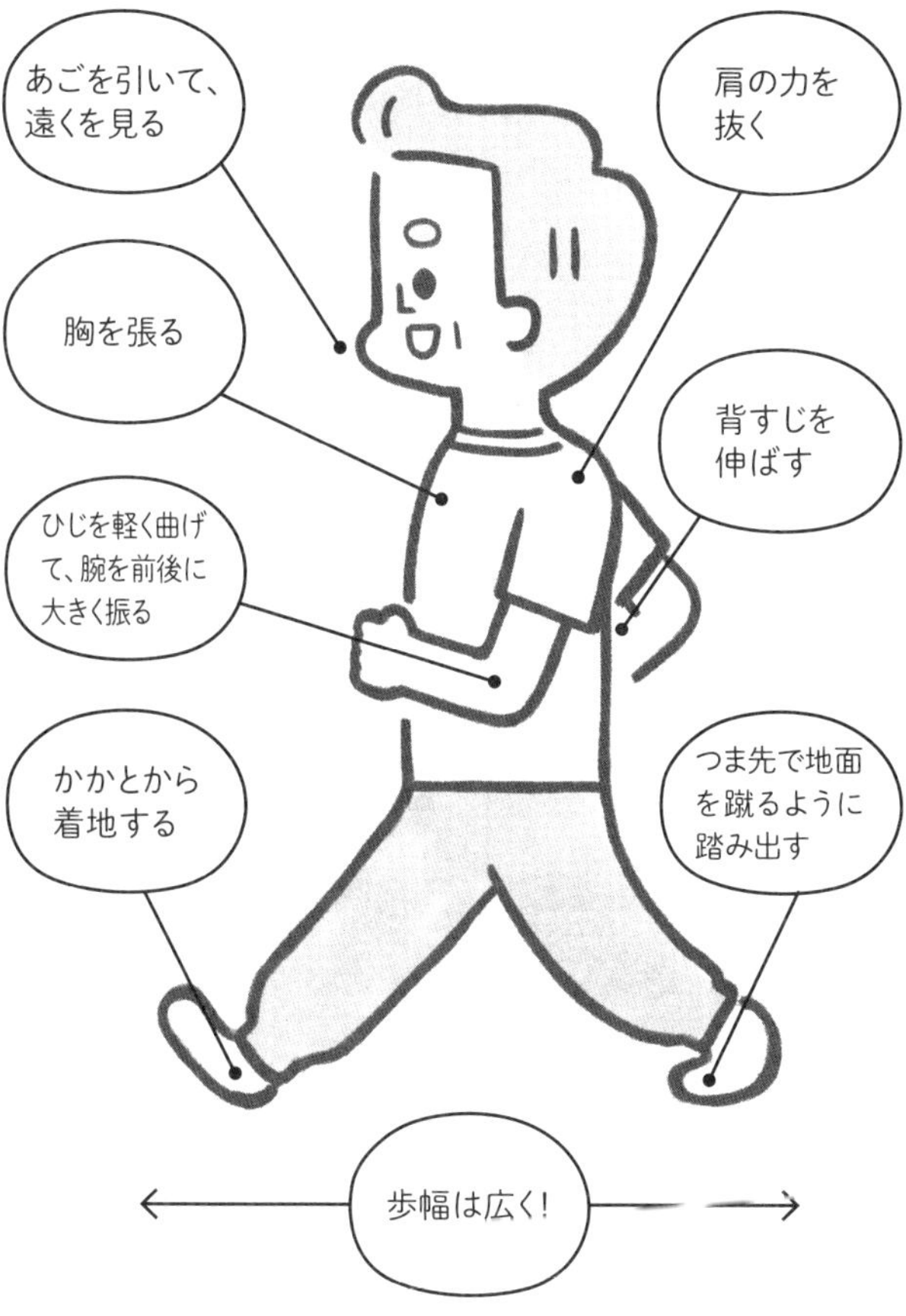
あごを引いて、
遠くを見る
肩の力を
抜く
胸を張る
背すじを
伸ばす
ひじを軽く曲げ
て、腕を前後に
大きく振る
かかとから
着地する
つま先で地面
を蹴るように
踏み出す
歩幅は広く！

運動になる。

歩幅を広くして早足で歩くと、平常時と比べて、脳の血流量はおよそ10倍にも上昇。酸素がたっぷり送られることによって脳の機能が活性化し、物忘れをしなくなる効果が十分期待できる。

目標とする心拍数の目安は、「(最大心拍数〈220－年齢〉－安静時心拍数)×(0・5〜0・7)＋安静時心拍数」という計算式で割り出してみよう。例えば、50歳で安静時心拍数が70の場合、この計算式に当てはめると、心拍数が120〜140になるような強度で歩くといいということになる。歩くだけでここまで心拍数を上げるには、けっこうな早足になるはず。その分、体に負荷がかかって、良い運動になる。

アメリカで2400人を対象に歩行速度と認知機能などの関係を調べた結果、歩くのが遅い人は速い人と比べて、認知症の発症率が1・5倍も高かった。また、東京都の追跡調査によると、歩行速度が遅い人ほど、循環器疾患などの重い病気になりやすく、長生きする人が少なかった。脳の機能をキープする意味でも健康維持の面からも、早歩きの習慣は非常に重要なのだ。

早足のウォーキングがしんどいなら、普通の歩きと交互の「インターバル速歩」を

ウォーキングは「運動している」と実感できるような早足で歩きたい。しかし、日頃から運動不足の場合、心拍数を１２０前後まで上げるのはしんどい……という人がいるかもしれない。そうした人は別の歩き方をしてみよう。

おすすめするのは、３分程度の早歩きと普通の速度の歩きを交互に行うやり方だ。これを「インターバル速歩」という。普通の歩行を続けるよりも筋力を使うので、心拍数が上がって血流がアップ。脳を活性化するとともに、全身の持久力が高まり、生活習慣病の予防効果も得られる。

歩く速さを変えるたびに、「今度はゆっくり」「また速く」と脳が全身の筋肉に指令を飛ばすのも刺激になる。３分ごとではなく、あの角を曲がったら早足で、１００数えたらゆっくり歩く、といったようにメリハリをつけるのもいいだろう。

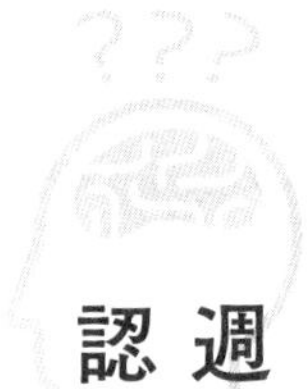

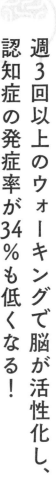

週3回以上のウォーキングで脳が活性化し、認知症の発症率が34％も低くなる！

運動はたとえ時間が短く、回数が少なくても、まったくやらないよりはやったほうがずっとまし。とはいえ、時間をより長くし、回数を増やせば、脳や体により良い影響を与えられるのは当然だ。

ウォーキングを生活習慣に取り入れるのなら、できれば週3回以上行うようにしよう。じつは週2回と3回では、脳に対する効果が随分違う。65歳以上の高齢者を対象にした調査によれば、週3回の運動を心がけた人は、週2回以下の人と比べて、認知症の発症率が34％も低かったのだ。

1回で30分以上続けるのがベストだが、まとまった時間がなかなか取れない場合、何回かに分けて行ってもいい。昼食後に職場近くを15分早足で歩き、帰宅後に近所を15分ウォーキング、といったやり方でも運動効果は期待できる。

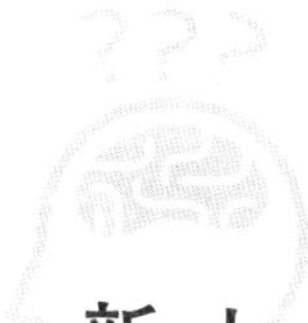

ときには違うコースを歩くと、新しい発見があって脳が刺激される

自宅の近くに、お気に入りのウォーキングコースがある人は少なくないだろう。郵便局まで歩いたらだいたい10分、国道まで出たら20分、角のコンビニをぐるっと回って帰ってきたら40分、といったように運動の目安がわかりやすくて便利だ。とはいえ、同じコースばかりを歩くのはおすすめできない。脳が慣れてしまって、刺激をあまり感じなくなってしまうからだ。

ときどきコースを変えてウォーキングしてみよう。すると……あれ、こんなところに桜の木があったっけ？　この店の看板、おもしろい。あのマンションのデザイン、オシャレだな。こういった具合に、脳に新しい刺激が押し寄せるはずだ。

旅先や出張先、車でちょっと出かけたときなども、短い時間でいいので早足のウォーキングをしてみてはどうだろう。脳が喜ぶような発見があるに違いない。

緑や自然が豊かな道を歩くと、ワーキングメモリが活性化する！

ビル街をのびる道路の広い歩道、あるいは交通量が少なくて歩きやすい住宅街、木々が多くて緑が豊富な公園。どれがウォーキングに適しているかといえば、考えるまでもない。緑がいっぱいの公園を歩くに限る。

人間は自然のなかにいるだけで、ストレスの軽減や血圧の低下など、様々なうれしい効果が得られる。緑が多いところでは、樹木が発する「フィトンチッド」による森林浴効果もある。ビル街や住宅街にはない、こうした健康増進効果によって、脳の機能が活性化するのだ。

自然豊かな道を歩いたあとは、交通量が多い道を歩いた場合よりも認知能力が向上し、ワーキングメモリがよく働くというアメリカの研究もある。近所に緑の多い公園や自然の残る川沿いの小道などがあれば、ぜひウォーキングコースにしよう。

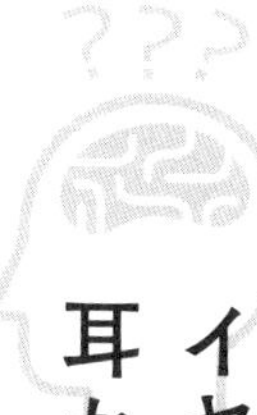

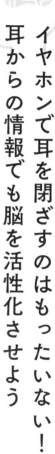

イヤホンで耳を閉ざすのはもったいない！耳からの情報でも脳を活性化させよう

近頃、ウォーキングやジョギングをする際、音楽をイヤホンで聴きながら行う人が多くなってきた。好きな音楽を聴きつつ、リズムに合わせて体を動かすのは気持ち良い。ランニングマシンを使う場合は、このやり方で運動してもいいだろう。けれども、外で体を動かすのならイヤホンは外しておこう。

外を歩くと、様々な情報が脳を刺激する。そうした情報のなかには、目で見るだけではなく、耳から入ってくるものもたくさんあるのだ。風が木々の葉を揺らす音、鳥のさえずり、子どもたちの笑い声、街のざわめきなどが絶えず聞こえてくる。何かの音が聞こえた場合、その発生源が気になり、つい目で追うことも少なくない。耳を開放しているだけで、脳が処理する情報量がぐっと増えて、脳はよく働き活性化する。イヤホンをつけて歩くのはもったいない。

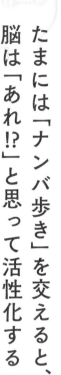

たまには「ナンバ歩き」を交えると、脳は「あれ⁉」と思って活性化する

「ナンバ歩き」という歩き方を知っているだろうか。普通は右足を出すときは左手を前に出し、右手を後ろに振る。ナンバ歩きはその逆で、右足と右手が同時に前に出て、その次は左足と左手がそろって前に出る。

運動会の行進などのとき、緊張した子どもがこの動きをすることがたまにあるようだ。通常とは違って、まるでロボットのような動きなので、かわいそうだが、妙に目立ってしまうことになる。

じつは日本人の多くは、江戸時代まではこのナンバ歩きをすることが多かったともいう。現在の歩き方をするようになったのは、明治時代に西洋式の軍隊の歩き方を採用してからだという説もある。

試してみればわかるが、ナンバ歩きは体に無理がない。というのも、片側の足と手

「ナンバ歩き」での歩き方

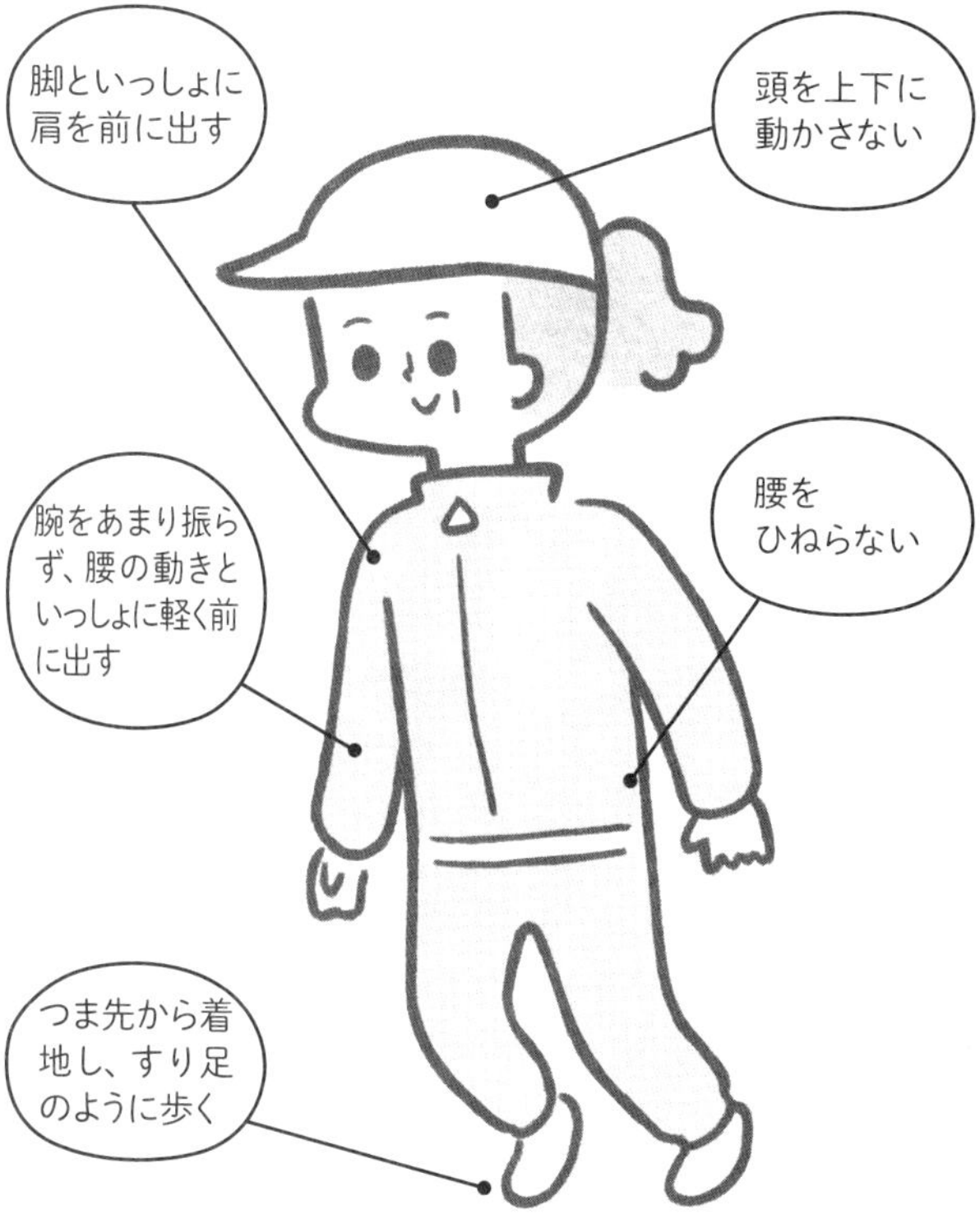
脚といっしょに
肩を前に出す
頭を上下に
動かさない
腕をあまり振らず、腰の動きといっしょに軽く前に出す
腰を
ひねらない
つま先から着地し、すり足のように歩く

を同時に出すので、前進するときに体がねじれず、軸がしっかりする。意外にも理にかなった動き方なのだ。江戸時代の飛脚が長距離を走れたのは、このナンバ歩きの動き方をしていたからだという見方もある。

特に階段の上り下りなどで試してみると、スムーズに体が動いて楽に移動できる。ひざや腰、股関節などに負担をかけずに歩けるということから、介護施設などで採用するところも増えてきた。世界陸上200m走で銅メダルを獲得した末續《すえつぐ》慎吾選手が、体の動かし方の参考にしていたことも知られている。

このナンバ歩きをウォーキングに取り入れてみてはどうだろう。人通りの多い道で行うと、周りの注目を集めてしまうだろうから、人のいない公園や河川敷の小道などで実行するのが良さそうだ。

慣れない歩き方なので、最初はぎこちない動きしかできないだろう。しかし、やっているうちにうまく歩けるようになる。イラストを参考に、まずは部屋のなかで数歩試してみるといい。こうして普段はやらないことにトライすると、脳にとって大きな刺激になり、一層の活性化が期待できる。

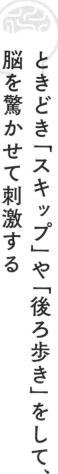

ときどき「スキップ」や「後ろ歩き」をして、脳を驚かせて刺激する

たまに「ナンバ歩き」をしてみると、脳はちょっと混乱し、情報回路が激しく反応して活性化する。ほかにも変わった歩き方をときどき試して、脳に刺激を与えてみてはどうだろうか。

やってみると、何となく楽しくなるのがスキップだ。子どものとき以来で、もう何10年もやったことがない、という人が多いかもしれない。とはいえ、意外に体は覚えているもので、すぐに上手にできるようになるだろう。なかなかうまくできなくても、それはそれでいい。動きを思い出そうとしている間、脳はフル回転している。

後ろ向きに歩くのも、脳が「あれ？」と思って活性化する。家族などといっしょに出かけ、公園などで後ろを確認してもらいながら行おう。普段の歩き方とは違う筋肉を使って、けっこういい運動にもなるはずだ。

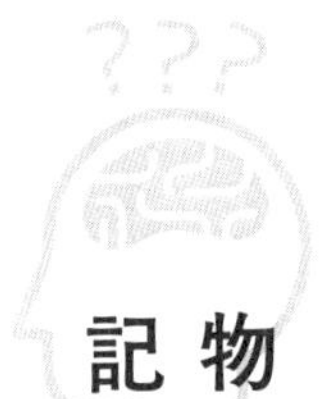

物忘れ防止により効果的なのはジョギング。記憶力と関係する前頭前野が大きくなる！

誰でもできる効果的な有酸素運動はウォーキング。まったく運動をしていなかった人は、1日15分程度の早歩きからはじめて、慣れてくるにしたがって時間を延ばしていこう。30分以上の早足ウォーキングが習慣になり、「もっと運動できる」と感じるようになったら、運動強度を一歩高めて、脳に対してさらに有効なジョギングをしてみるのもいい。もともと体力のある人は、早足ウォーキングの段階を飛ばして、ジョギングからはじめてももちろんＯＫだ。

ジョギングが脳そのものの機能を向上させることは、様々な研究で実証されている。そのひとつが、①時速３㎞でゆっくり歩く、②時速５㎞で速めに歩く、③時速９㎞で走る、という強度の違う３つの運動をしてもらった実験だ。運動後に脳の変化を測定したところ、③の運動によって前頭前野が最も活発に働くことがわかった。

スロージョギングのポイント

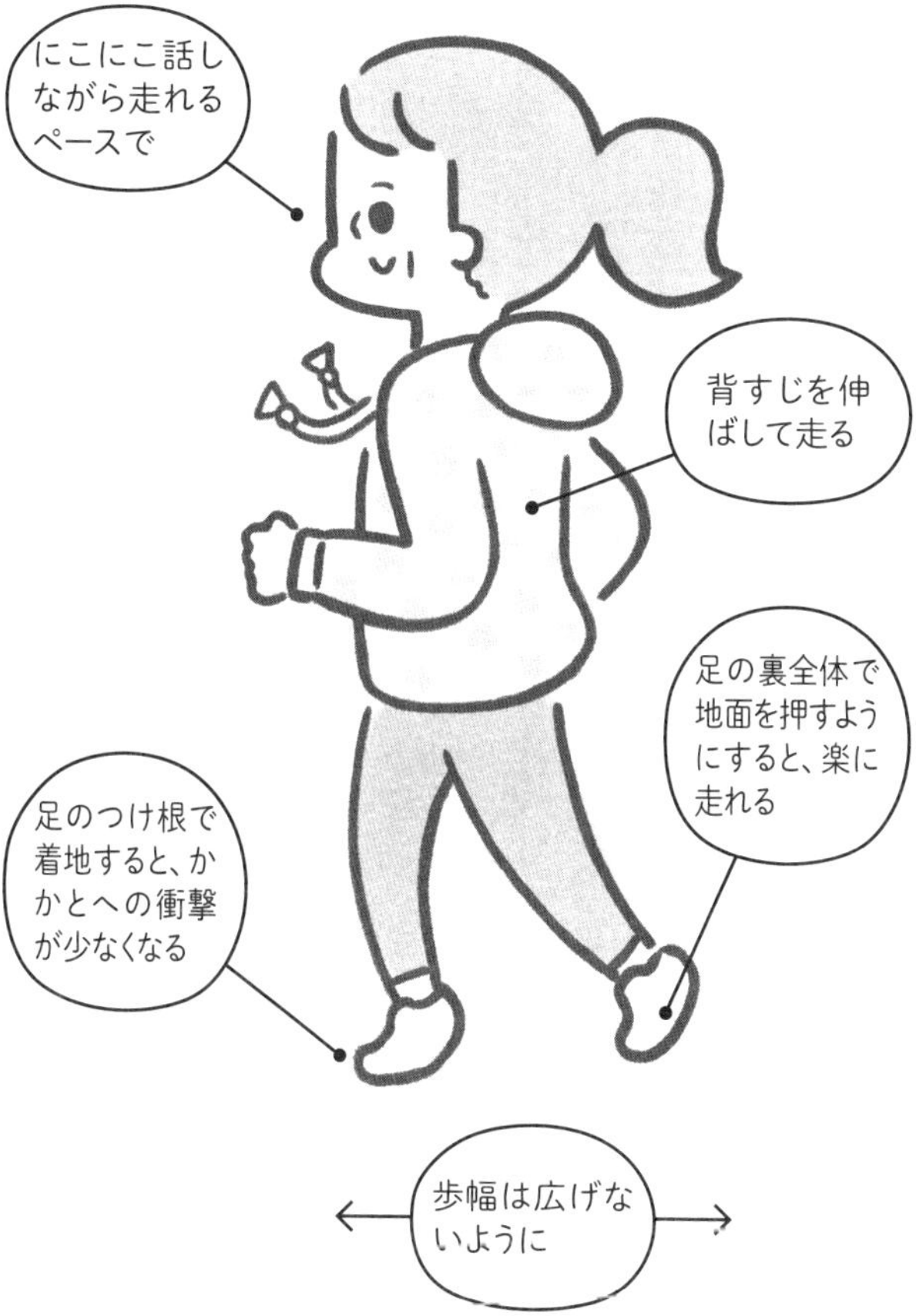
にこにこ話しながら走れるペースで
背すじを伸ばして走る
足の裏全体で地面を押すようにすると、楽に走れる
足のつけ根で着地すると、かかとへの衝撃が少なくなる
歩幅は広げないように

脳の前頭前野は、行動しながら様々なことを瞬時に記憶するワーキングメモリが機能するところ。ジョギングすると、転ばないように走ろう、地面に段差があるから要注意、といった具合に次から次と無意識のうちに考える。ウォーキングでもこうした働きが期待できるが、速度の速いジョギングのほうが考えることが多いのだろう。

アメリカで行われた研究では、軽いジョギングを半年続けたのち、脳を調べたものが興味深い。やはり顕著な違いがあったのは前頭前野。しかも短い時間、活性化するだけではなく、体積そのものが大きくなる傾向が見られたのだ。

こうした研究結果から、ジョギングによってワーキングメモリの機能をアップさせ、物忘れを防止することが大いに期待できる。ひざや腰に問題がなく、体力的に大丈夫なら、運動習慣に取り入れるのがおすすめだ。

マラソン大会出場を目指すわけではないので、スピードを上げるのがしんどいのなら、時速6~7㎞程度のスロージョギングでかまわない。この程度の速さでも、脳や体に好影響を与えられる。周りの人と話ができるくらいの速度で、翌日に疲れが残らないように走るのがいいだろう。

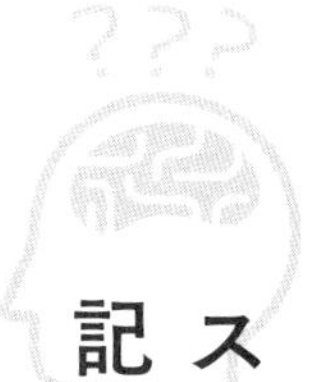

スクワットとつま先立ちをすると、記憶力を良くする物質が分泌する

スリムな体形で特に脚が細く、細身のズボンを履いてもガバガバ……。こういった人は、細マッチョを目指すことをおすすめする。いまのままでは、やがて物忘れが激しくなるかもしれない。

筋繊維が新しく作られるときに分泌される「マイオカイン」という物質を知っているだろうか。筋力や骨力の向上、代謝や動脈硬化の改善、免疫力アップなどとともに、記憶力に関係する認知機能の改善にも深くかかわっている。

マイオカインは筋肉のなかでも、太ももやふくらはぎの筋肉から生み出される物質。こうした筋肉を鍛えるのは簡単だ。太ももはひざを曲げ伸ばしするスクワット、ふくらはぎはつま先立ちを繰り返すことによって強化できる。記憶力を維持するために、こうした軽い運動を習慣にしよう。

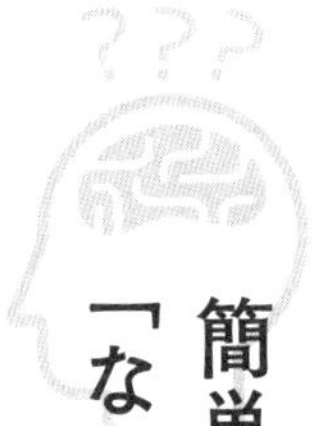

簡単にできる「デュアルタスク」が「ながらウォーキング」

ウォーキングなどの有酸素運動をするとき、脳に対する効果を一層高める方法がある。何かほかのことをやりながら運動を続けること、いわば「ながらウォーキング」「ながらジョギング」だ。

脳のなかでも、物忘れに強くかかわっている部分が、前頭前野で働くワーキングメモリ。残念ながら、加齢とともに機能が低下していくが、脳に刺激を与えて活性化させることは十分可能だ。そのための重要な手立てが、複数の課題を同時に行う「デュアルタスク」「マルチタスク」。そこで、ウォーキングやジョギングも、何かほかのことをやりながら行うようにするのだ。

同時に行うのは、運動とはまったく関係のないことがいい。そのほうが脳の刺激になって、より活性化させることができる。

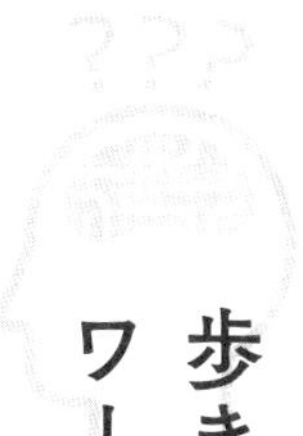

歩きながら「100から7」を引いていくと、ワーキングメモリが働いて、脳が活性化！

「ながらウォーキング」の入門編としてトライしやすいのが、歩きながら頭の中で簡単な算数をすることだ。例えば、100から7を引いていくといい。「100、93、86、79、72、65……」と順に計算しながら歩くと、物忘れのカギを握るワーキングメモリが働き続ける。この100から7を引くというのは、認知症診断でもよく使われる古典的な脳の活性化術だ。

こうした簡単な算数は何でもいい。100から9を引き、次には7を引き、また9を引くという、やや複雑な引き算も効果的だ。前から走ってくる車のナンバープレートを覚えて、その下一桁の数字をすれ違うごとに足していくのも面白い。

ウォーキングのたびに100から7を引いていると、数字の並びを覚えて、脳に刺激を与えられなくなる。毎回、違う問題をテーマにするのがいいだろう。

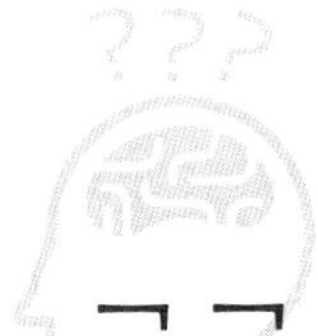

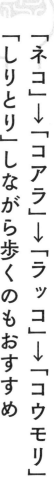

「ネコ」→「コアラ」→「ラッコ」→「コウモリ」「しりとり」しながら歩くのもおすすめ

何か頭を使うことをプラスする「ながらウォーキング」「ながらジョギング」は、脳を活性化させる「デュアルタスク」として最適。簡単な算数と並んで、頭の中で考えるのにぴったりの課題が、「しりとり」をしながら歩くことだ。

ただのしりとりでは簡単すぎるので、テーマを決めて行うのがいいだろう。例えば、動物をテーマとし、「ゾウ」→「ウマ」→「マントヒヒ」→「ヒョウ」→「ウシ」のように進めていく。食べものや料理しばりなら、「漬け物」→「のり巻き」→「きんぴら」→「ラー油」→「湯豆腐」といった具合だ。ほかにも、単語を数多く知っているテーマで、長く続けられるものを考えよう。

算数をしながら歩くときと同じく、しりとりの場合も、毎回、異なるテーマで行うと、脳がより激しく回転して活性化する。

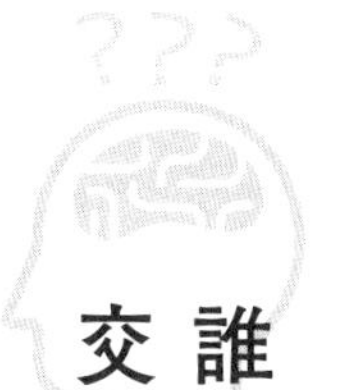

誰かといっしょにウォーキングするなら、交互にしりとりやクイズをしよう

ウォーキングやジョギングをするとき、誰かパートナーがいる人はラッキーだ。ともに楽しみながら、脳を一層活性化させることができる。

ふたりで交互に答え合うゲームで、最もやりやすいのはしりとりだろう。この場合も、動物や植物、魚などの名前、有名人の名前、料理名、地名など、テーマを決めて行うと、より頭を使うので脳が活性化する。また、「歴代の総理大臣を5人答えて」「ウソをつくのが大好きな貝は？（ホラ貝）」といったように、簡単なクイズやなぞなどを出し合うのも、楽しく考えながら歩けそうだ。

互いに算数の問題を出し合って、答えを考え合いながら歩くのもいいだろう。引き算ばかりではなく、足し算や掛け算も交えるのがポイントだ。難し過ぎると続かなくなるので、簡単なものにしよう。

歩きながら周りを観察し、俳句や川柳を考えると脳はフル回転！

歩きながら頭をフル回転させるということなら、俳句や川柳を考えながらのウォーキングが最適かもしれない。

緑豊かな公園や川沿いの土手、個性ある民家が軒を並べる住宅街、様々な会社や飲食店が入ったビルが続く街。どういったウォーキングコースにも独特の風景があり、人の営み、自然の移り変わりを感じることができる。いろいろな場所を歩きながら、俳句や川柳の題材になるものはないだろうか……とよく観察すること自体が、脳にとって大きな刺激になるはずだ。

俳句や川柳のできばえは気にしないで、思うがままにやってみよう。別の言葉のほうがより表現できるのではないか、もっと良い表現はないものか。頭の中で言葉を探しながら歩くことで、脳の記憶に関連する部分も活性化していく。

物忘れがなくなる「生活」の習慣

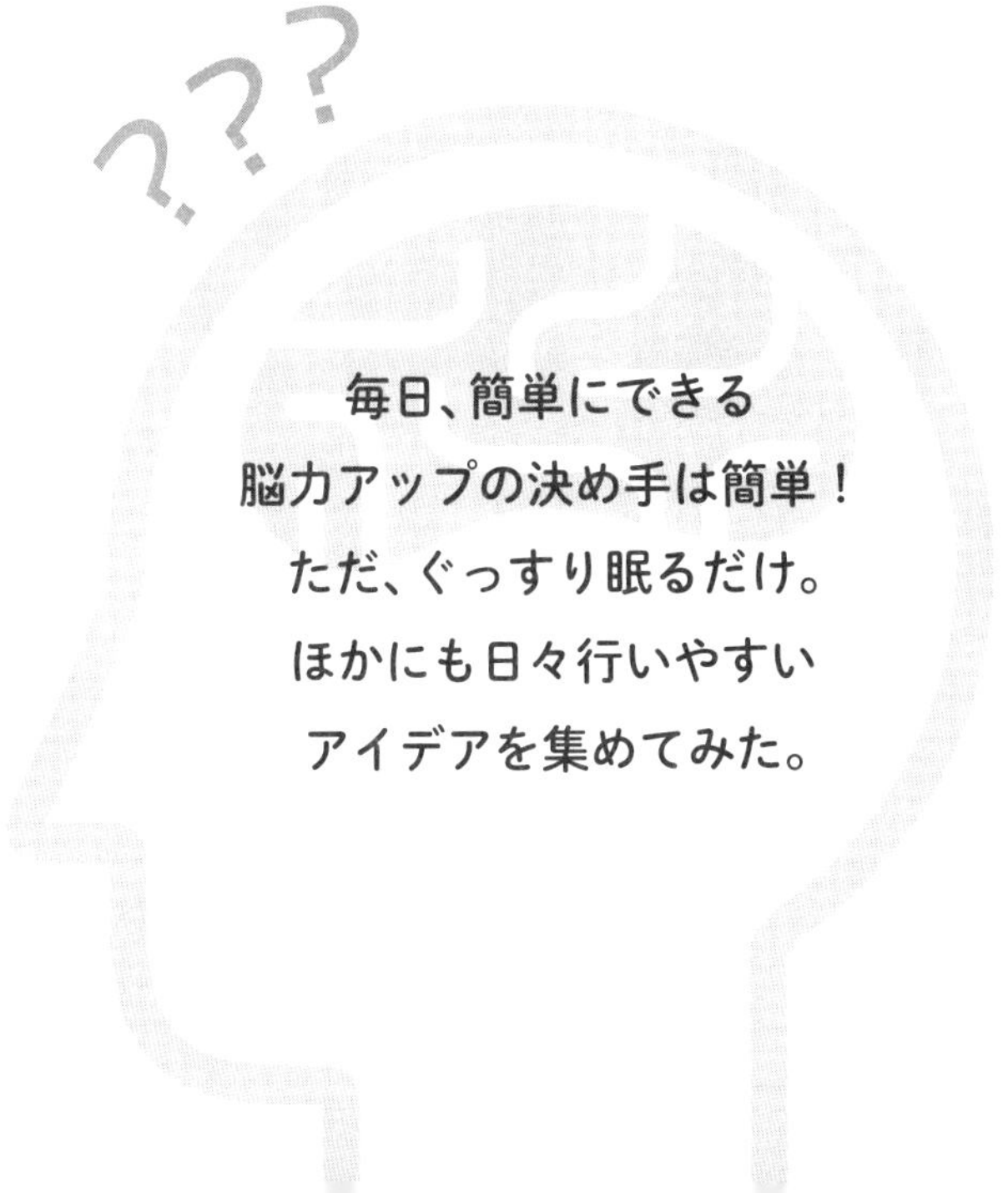

毎日、簡単にできる
脳力アップの決め手は簡単！
ただ、ぐっすり眠るだけ。
ほかにも日々行いやすい
アイデアを集めてみた。

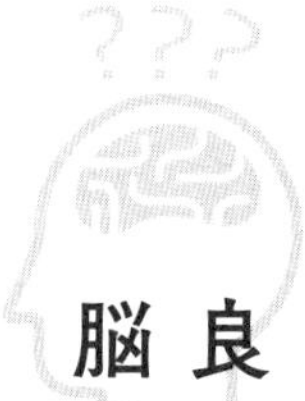

良い睡眠をたっぷりとるだけで、脳のゴミ「アミロイドβ」の量が減る！

脳の中に、神経細胞の老廃物であるアミロイドβが溜まることによって、アルツハイマー型認知症は発症してしまう。発症までいかなくても、やがて軽い認知障害が起こり、物忘れなども多くなる。脳内ネットワークをいつまでも正常に保つには、この「脳のゴミ」をなくすことが重要だ。

じつは、脳からアミロイドβを洗い流すための特効薬がある。別に高価な薬や特別な運動習慣などではない。誰にでもできる簡単なことで、質の良い睡眠をたっぷり取ればそれでいい。

ある研究では、普段からよく眠れている人は、脳の中にアミロイドβを蓄積している量が少なかった。その一方、眠っている時間が短いなど、良い睡眠を取っていない人の場合、アミロイドβをより多く蓄積していたことが判明した。

また別の研究で、ひと晩徹夜したグループの脳を調べると、アミロイドβの量が目に見えて増えていた。これに対して、十分な睡眠を取ったグループは、翌朝になるとアミロイドβの量が目立って減っていた。たったひと晩の睡眠によっても、脳の中の状態は驚くほど変わるのだ。

睡眠とアミロイドβの関係は、こうした様々な研究によって明らかになっている。メカニズムをややくわしく見てみよう。

脳の中には、神経細胞と神経細胞の間に脳脊髄液が流れており、アミロイドβが溜まらないように押し流す仕組みになっている。しかし、脳の中は細胞や血管などが詰まって満杯状態になっており、通常、脳脊髄液の流れは良くない。当然、こうした状態では、アミロイドβをうまく押し流すことができない。

ところが、睡眠中には起きているときと比べて、脳の中のすき間が60％もより広くなる。このため、脳脊髄液が勢い良く流れてアミロイドβを押し流し、脳は正常に機能することができるのだ。物忘れをなくす第一歩は、とにかく、良い睡眠を取ることが何よりだ。

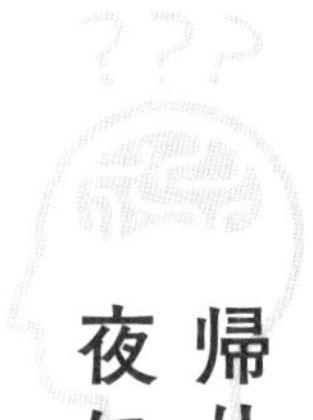

帰りの通勤電車でウトウトすると、夜に眠れず、良い睡眠が取れなくなる！

毎日の通勤に電車を利用している人は、座席をキープできるかどうかで、その日の疲れが随分違うかもしれない。運良く座れたらすぐにウトウト……と居眠りする人も多いだろう。軽い振動を感じながら眠るのは、なかなか気持ちのいいものだ。行きの電車なら、この行動には何も問題はない。だが、仕事を終えた帰りの電車の中なら、話はまったく違う。

睡眠時間が足りない場合、短い昼寝で補うことには意味がある。しかし、せいぜい午後3時までの間なら、というただし書きがつく。この時間を過ぎてから昼寝をすると、夜になっても眠気を感じるのが遅くなり、結果的に睡眠時間が短くなってしまう可能性が大きいのだ。脳をしっかり休ませ、アミロイドβを洗い流すためにも、帰りの電車では眠らないようにしよう。

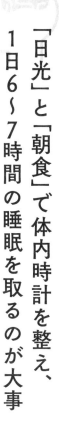

「日光」と「朝食」で体内時計を整え、1日6〜7時間の睡眠を取るのが大事

脳のためには、しっかり睡眠時間を取らなければいけない。こう聞くと、1日8時間は眠らなければと、まだ早い時間にベッドに入り、頑張って眠ろうとする人もいそうだ。しかし、それほど眠る必要はない。年齢によって若干違うが、成人なら1日6〜7時間の睡眠を取れば十分だ。無理に早くから寝ようとすれば、逆に体内時計が狂ってしまう可能性もある。

人間の体内時計は24時間よりも若干長く、そのままではしだいに後ろにずれていってしまう。体内時計をリセットする働きがあるのは、朝起きてすぐに浴びる日光と、糖質を含んでいる朝食。このふたつを必ず習慣に取り入れて、快適な睡眠を確保しよう。また、1日3食のリズムを変えないこと、夜になって体温が下がりやすいように、日中は運動をして体温を上げておくことなども大切だ。

運動を習慣にして体力をつけると、深く眠っている間に記憶が焼きつく!

「寝る子は育つ」といわれる。確かにその通りで、睡眠中に成長ホルモンが分泌されるので、よく寝る子は丈夫な体になりやすい。さらに睡眠と脳の関係からいえば、「寝る子の記憶力はよく育つ」ともいえそうだ。

よく寝たほうがいいのは、記憶は眠っている間に脳に刻まれるからだ。もちろん、その日に体験したことのすべてが、睡眠中、記憶の引き出しに整理されるわけではない。見たこと、聞いたこと、触れたこと、味わったことなど、得られる情報はたった1日でも膨大な分量になるからだ。

そこで眠っている間、記憶の中枢である海馬がその日に起こったことを整理。新しい記憶をふるいにかけて選別し、残すものは脳の大脳皮質に送って定着させようとする。この働きで大きな役割を担っているのが、深く眠る「ノンレム睡眠」のなかでも、最も深い眠りに入っているときの「徐波睡眠《じょはすいみん》」だ。

ドイツで行われた実験を紹介しよう。様々な言葉の組み合わせを記憶してもらい、就寝前と起床後にどれほど覚えているのかを調べたものだ。ちょっと乱暴な研究で、睡眠中、頭に電気刺激を与えて、徐波睡眠と同じ脳波が出るようにした。

この実験の結果、起床後は睡眠前と比べて、正解が平均4・8ポイント増えた。一方、電気刺激を与えない場合、正解は平均2・1ポイント増にとどまった。徐波睡眠のような深い眠りをしっかり取ることにより、記憶力は明らかに高まったのだ。

徐波睡眠は、ひと晩の睡眠のなかでも、はじめから3分の1の間に多く現れる眠り。残念なことに、加齢とともにその時間は減っていく。しかし、悲観することはない。中高年になっても、ぐっすり深く眠るための手立てはある。

徐波睡眠を得るのに効果的なのは、日中、太陽の光を浴びながらよく体を動かすことだ。早足ウォーキングやジョギングなどの運動を行って、適度に疲れが残るなか、ぐっすりと深く眠るようにしよう。こうした運動は継続して、基礎的な体力をつけることが大事。体力のある人ほど、長い徐波睡眠を得られることがわかっている。

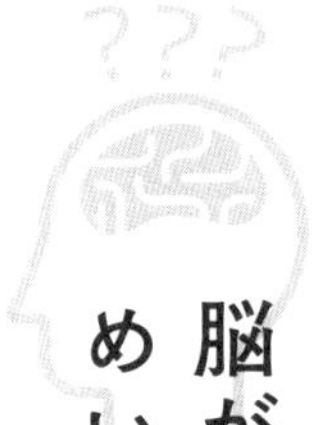

脳が疲れたと感じたら、めい想をして前頭前野を休ませる

仕事に追われて、頭の中は売り上げや次のプロジェクトでいっぱい。あるいは、何かとストレスが多くて、1日中、プレッシャーを受け続けている気がする……。こうした場合、脳の前頭前野は働きづめになって機能が低下。物忘れやケアレスミスが増えてしまう可能性がある。

脳が疲れたとき、試してみたいのがめい想だ。最近は「マインドフルネス」とも呼ばれ、企業の研修にもよく取り入れられている。集中力がなくなったとき、このめい想を試してみるといい。椅子に座るかあぐらをかき、軽く目を閉じるか薄く開けておく。背すじを伸ばし、両手をひざに置いて、体から力を抜く。その姿勢で自分の呼吸に集中していると、前頭前野が休まって機能を回復させることができる。何度か試しているうちに、呼吸をうまく意識できるようになるはずだ。

利き手と違う手で歯磨きをすると、脳は混乱して活性化する！

利き手と反対の手で食事をするダイエットがある。うまく箸が使えないので、食べ進めるのが遅くなり、やがて満腹中枢が刺激されておなかがいっぱいになり、食べ過ぎを防ぐというものだ。

このようにして食べると、ダイエット効果はともかく、脳にとって大きな刺激になるのは間違いない。慣れていない動きによって脳が活性化し、新しいネットワークを作ろうと頑張るからだ。

とはいえ、利き手を使わずに食事をするのは骨が折れる。そこで、利き手ではない手で歯磨きをしてみよう。歯の前面も裏側も奥のほうも念入りに磨く。やりにくいのは当然だが、その分、脳を活性化させることができる。ただし、あまりうまく磨けなかったと思った場合、利き手で仕上げ磨きをするのがいいかもしれない。

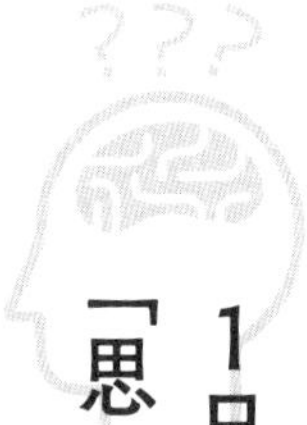

1日の最後に書く日記は、「思い出すトレーニング」として最適！

日記なんて、夏休みの宿題で書かされたことがあるだけ。面倒くさいから、やらないよ。こう思う人が大多数かもしれないが、物忘れが気になる年代になったら考え直したほうがいい。日記を書くことは、脳にとって素晴らしいトレーニングになる。

日記を書くときは、その日どういうことがあったのか、印象的なことを振り返らなければならない。それだけで、「思い出す」という訓練になるのだ。さらに、見たことや感じたこと、考えたことを文章にしてまとめるという作業により、脳は強い刺激を受けて活性化する。

ノートに手書きすると、さらに良いトレーニングになるのでおすすめだ。漢字を思い出す、指を使って書く、書いた字を目で追う、上手な字で書こうとするなど、様々な作業が脳を活性化してくれる。ぜひ、1日を締めくくる習慣にしてみよう。

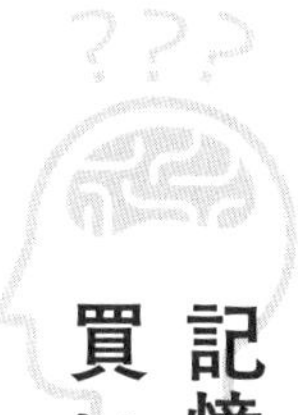

記憶力と計算力を高めるため、買い物では暗算で金額を合計する

計算力や記憶力をトレーニングするドリルの人気が高い。問題を楽しく解くうちに、脳が自然と鍛えられるという仕掛けの本だ。確かに、脳力アップに効果がありそうだが、同じような訓練は日常生活でも簡単にできる。

訓練のチャンスは、スーパーやコンビニに行ったとき。買い物カゴに商品を入れるたびに価格をチェックし、合計金額を出していくのだ。1円単位まで計算するのが難しいのなら、下一ケタは四捨五入するか切り捨てにし、だいたいの金額を出していけばいい。次の商品を買うまでの間、しっかり覚えておく必要があるので、記憶力を高める効果的な訓練になる。

この買い物は3000円まで、といったように上限を決めておき、暗算によって範囲内に収めるのもいいだろう。

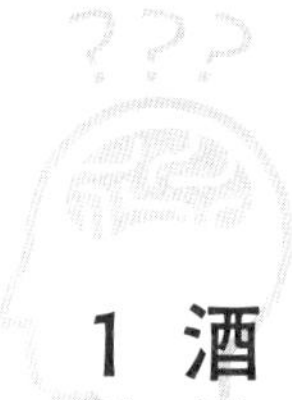

酒は脳を委縮させる。ただし、1日1杯なら認知機能が最も低下しない

酒の飲み過ぎは良くないからと、「週休2日」を守りつつ、それを免罪符にして、飲む日はかなり大量に飲んでいる人は少なくないのではないか。しかし、酒は肝臓に悪いだけではなく、脳にもゾッとするような悪影響を与える。最近、物忘れが多くなったのなら、それは長年にわたる飲酒のせいかもしれない……。

じつは、飲酒を習慣にすると、脳がだんだん委縮していくことがはっきりわかっている。同じ年代の人でも、脳をＭＲＩ（磁気共鳴画像）で見ると、酒を飲む人の脳は、飲まない人の脳と比べて10～20％ほど萎縮していることが多い。

飲酒と脳の萎縮の関係は、アメリカで行われた平均年齢60歳の人を対象にした研究でも明らかだ。日頃の酒量によって5つのグループに分け、脳の萎縮度を調べたところ、最も萎縮していたのは最も大量に飲酒していたグループ。一方、最も萎縮していなかったのは、まったく飲まないグループだった。飲酒によって脳が変化する度合いはわかりやすく、飲めば飲むほど萎縮していくのだ。

しかも、酒を飲み過ぎた場合、前頭前野の萎縮がひどい。脳のなかでもこの部分は、思考や判断などといった〝人間らしさ〟をつかさどり、物忘れに強く関連するワーキングメモリの機能も働く重要なところ。この部分が萎縮して機能が低下すると、様々な面で悪影響が出てくることは間違いない。

ハワイの日系人を対象にした研究では、1日に350㎖缶ビール4本相当の酒を飲んできた人は、高齢になったときの認知機能が最も低下していた。これに対して、最も認知機能の低下が少なかったのは、1日に缶ビール1本以下しか飲まなかった人たち。大量飲酒は禁物だが、たしなむ程度なら、脳の健康については長く保てるわけだ。

この研究では、まったく飲まなかった人は、大量飲酒の場合と同程度に認知機能が低下していた。ただし、だから飲めない人も少しは飲んだほうがいい、ということではない。無理に酒を飲むと、脳の萎縮がさらに進む危険性がある。飲めない人の場合、無理をして飲まないようにしよう。

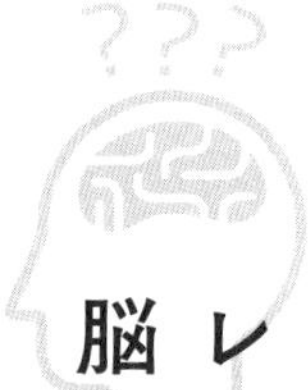

レモングラスの香りで記憶力が向上！脳と香りの不思議な関係

気分が高揚したり、集中力が高まったり、眠気が覚めたり、リラックスしたりと、脳を刺激して気分をコントロールする香り。その力を利用して、アルツハイマー型認知症の治療に役立てようという研究が進められている。

鳥取大学の研究では、認知症の人にアロマオイルの香りをかいでもらったところ、記憶をつかさどる海馬の機能が回復した。この臨床実験では、ローズマリーカンファーとレモンのアロマオイルの組み合わせが最も有効だったという。また星薬科大学では、認知症の人にレモングラスの香りをかいでもらって臨床実験。その結果、前頭前野の血流が良くなり、１か月程度で記憶テストの結果も向上した。

香りと脳が密接に関係しているのは間違いない。いろいろなアロマオイルを楽しみながら、脳の活性化を期待してはどうだろう。

物忘れがなくなる「読書」の習慣

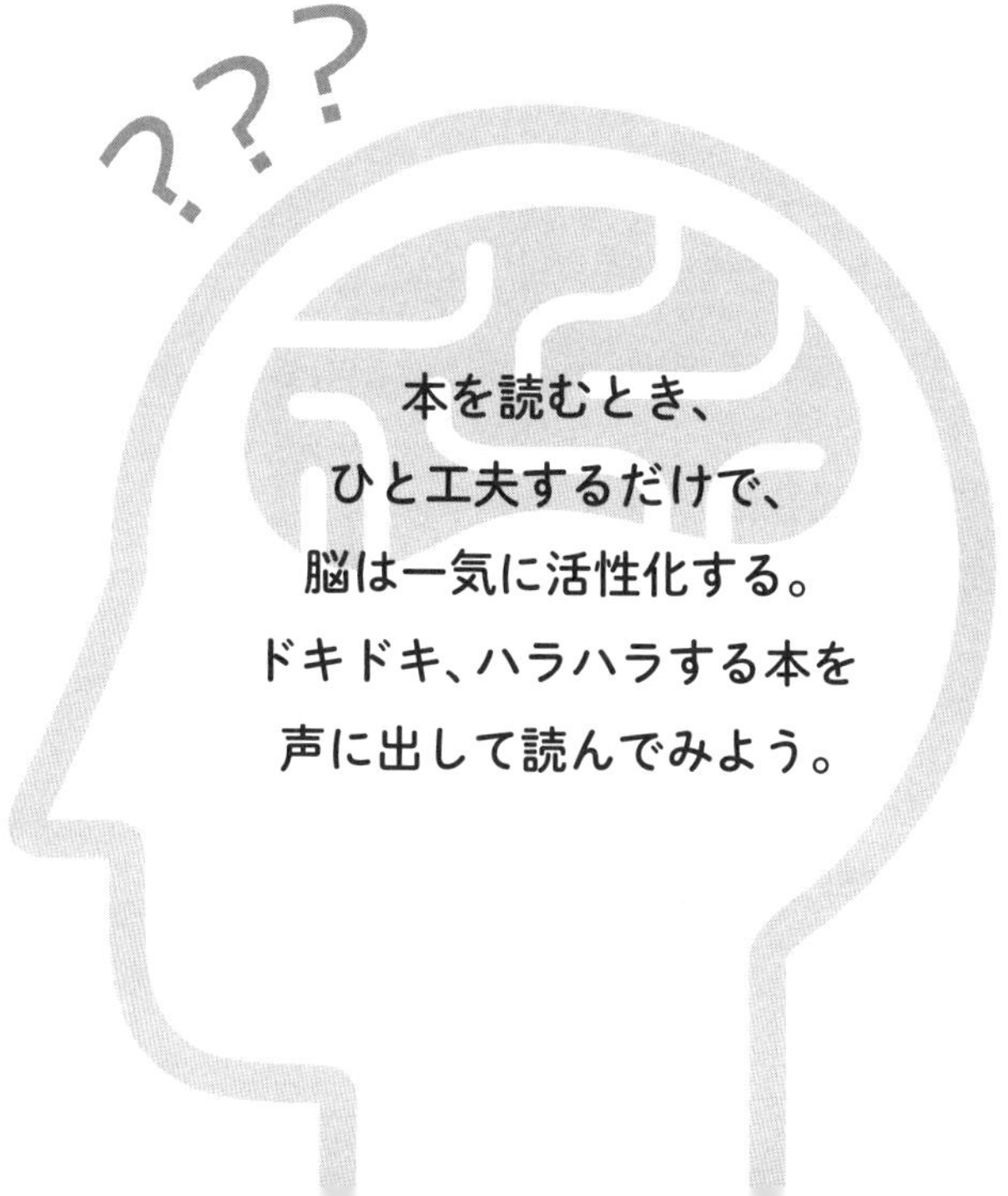

本を読むとき、
ひと工夫するだけで、
脳は一気に活性化する。
ドキドキ、ハラハラする本を
声に出して読んでみよう。

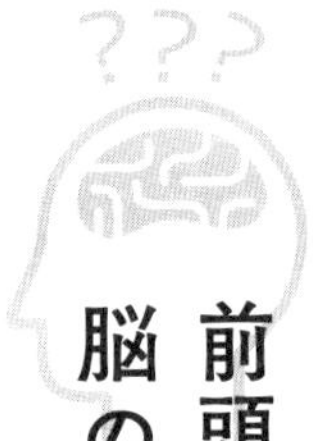

前頭前野がフル回転する「音読」は、脳のトレーニングとして最適！

誰でも小学生のとき、国語の授業で「音読」をしたことがあるだろう。しかし、大人になったら、本を読むのは「黙読」のみ。声を出して読むのは、子どもが小さいときに読み聞かせをしたときだけ、という人も多そうだ。

だが、物忘れが気になる年代こそ、ぜひ音読を習慣にしたほうがいい。記憶力を向上させ、脳力アップを図るのに非常に有効な方法なのだ。

声を出さないで読むのは、文字を目で追って、言葉を認識し、書かれていることを理解するという作業だ。これだけでも脳はよく働くが、音読すると、口を動かして声を出して読む、読んだその声を耳で聞く、といったことも加わる。

声を出すと、運動や聴覚に関する脳の回路も使われるので、一層複雑な作業になる。

しかも、これらを同時に行うので、前頭前野では物忘れと強く関係するワーキングメモリがよく働き、記憶力の向上や認知症予防につながるのだ。
音読はできれば毎日行うようにしよう。3分から5分程度でかまわない。こういった短時間でも、脳は前頭前野を中心にフル回転して活性化する。音読するときには、書かれていることをただ口にするのではなく、内容を理解しようと努めながら読もう。こうすると、脳内の血液循環がより良くなる。

耳にはっきり聞こえるように、言葉を滑舌《かつぜつ》良くはっきり口にし、リズミカルに読み進めるのもポイントだ。口を大きく開けて発声すると、顔の筋肉がより大きく動くので、脳の運動機能に関するネットワークが一層活性化する。

声を出して読むのに慣れてきたら、スピードを少し早めてみるといい。脳は素早く反応することが求められ、視覚や運動機能、聴覚に関連する回路のさらに良いトレーニングになる。

本のなかでも特におすすめなのが、会話のある小説や絵本。登場人物のつもりになって、あるいは子どもに読み聞かせるつもりで、感情を込めながら声に出すと、脳内でものごとを理解する部分のネットワークも活性化する。

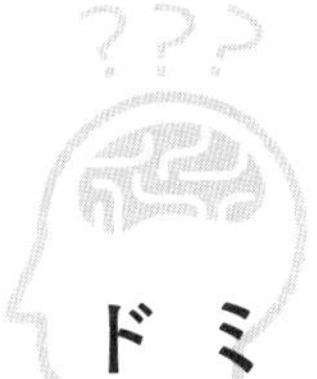

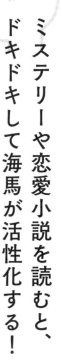

ミステリーや恋愛小説を読むと、ドキドキして海馬が活性化する！

どういった内容の本でも、読むことによって脳は活性化し、機能が低下するのを予防することができる。特に小説は、ページをめくるたびに話が展開し、ストーリーが進んでいく。よく覚えておかないと、流れがわからなくなるので、記憶力のトレーニングにはもってこいだ。

小説のなかでも、脳力アップの効果が強く期待できるのは、ドキドキ、ハラハラさせてくれるジャンル。記憶をつかさどる海馬のすぐ隣に、感情に深く関連する部分である「扁桃体《へんとうたい》」があるからだ。このため、話に引き込まれて感情を揺さぶられることによって、扁桃体はもちろん、隣の海馬の血流も良くなって活性化する。

感情を刺激するジャンルとしては、ミステリーやホラーがおすすめ。恋愛小説も感情を揺り動かすのに絶好だ。

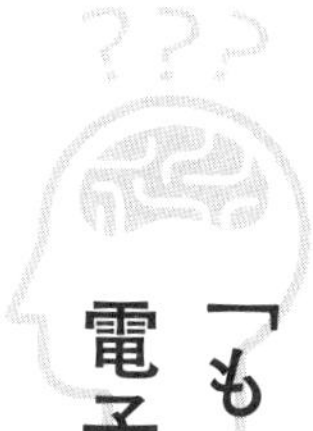

「もの」としての情報量の多さが脳を刺激！電子書籍よりも「紙の本」を読もう

気になる本があったとき、書店で探すよりも手っ取り早いからと、電子書籍を購入する人も多いだろう。電子書籍はインターネットで簡単に買えるし、本と違って「もの」として保管しておく必要がないのも便利だ。しかし、読書を単なる楽しみではなく、脳のトレーニングとしても活用したいのなら、読むのは紙の本に限る。なぜなら、電子書籍とは違って、「もの」としての実体があるからだ。

「もの」として存在することで、本は電子書籍よりも、はるかに多い情報を持つ。装丁や紙質、手に持ったときの重さ、ページをめくるときの感触、本棚に仕舞ったときの収まり具合。本を読むときには、実際に書かれた内容以外にも、こうした様々な情報が脳を刺激する。これに対して、電子書籍には実体がなく、書かれていることだけが情報だ。脳の活性化という点では、紙の本に文句なしに軍配が上がる。

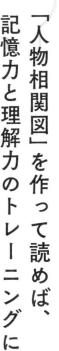

「人物相関図」を作って読めば、記憶力と理解力のトレーニングに

小説を読んでいて、どうもストーリーがよくわからなくなってきた……ということはないだろうか。これは多くの場合、登場人物の名前やキャラクターを記憶し切れずに、ごちゃごちゃになってしまったことから起こる。こうした経験が続くと、登場人物の多い本はもう読まない、と思うようになる人もいるだろう。しかし、読書のなかでも小説は絶好の脳トレになるのだから、それではもったいない。

そこで、登場人物の多い小説を読むときには、人物相関図を描いてみよう。AとBは仲間で、AとCは敵対関係にある、一方、BとCは幼馴染で関係が深い、といったことを図で構築し、ひと目でわかるようにするのだ。この人物相関図が手元にあると、話の流れを理解しながら読み進められる。読んだことを記憶にとどめ、整理する訓練になるので、ぜひ試してみよう。

『坊ちゃん』（夏目漱石）の人物相関図を作ってみる

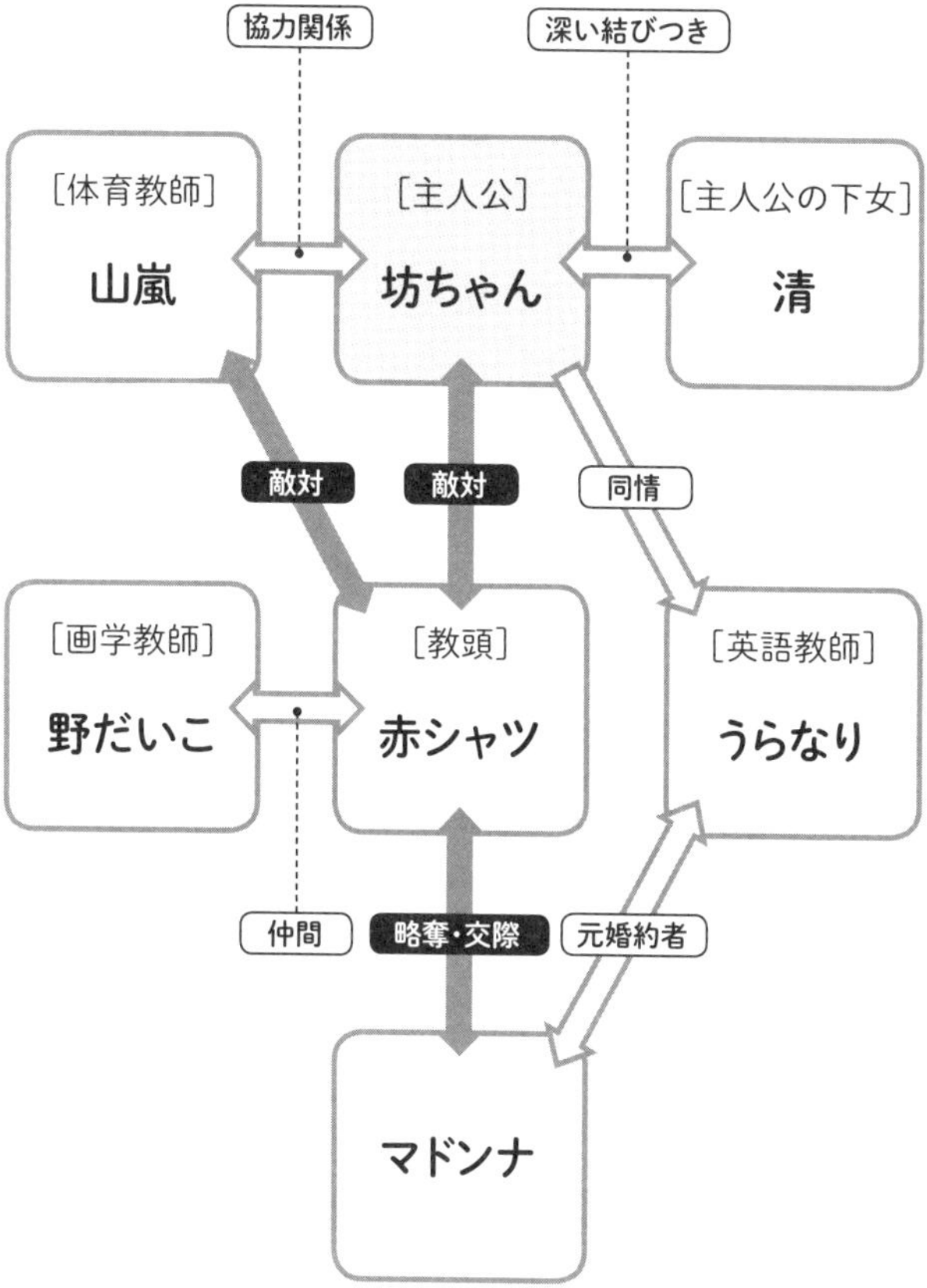

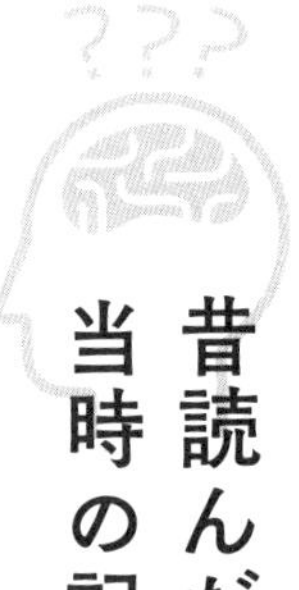

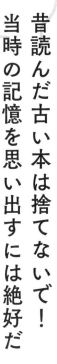

昔読んだ古い本は捨てないで！当時の記憶を思い出すには絶好だ

近頃、「断捨離《だんしゃり》」がブームだ。しばらく使わなかったり、手に取らなかったりしたものは、もう不要だからとすぐに捨てようとする。せっせと整理すれば、家のなかはすっきりするだろうが、何でもかんでも捨てるのはどうか。「もの」にまつわる記憶まで捨てることになってしまう。

特に古い本は捨てないほうがいい。たまには本棚から取り出して、ぱらぱらとページをめくってみよう。高校生のときに読んだ本なら、そのときの若くて青臭い感情までもが急によみがえる。希望で胸がいっぱいの時期に買った本を数行読むと、そのときのワクワクした気分を思い出す。ああ懐かしいと読み返してみると、当時とは違った意外な感想を持つかもしれない。こうしたことのすべてが、脳にとっては大きな刺激。本棚は自分の記憶の棚でもあるので、できればそのままにしておこう。

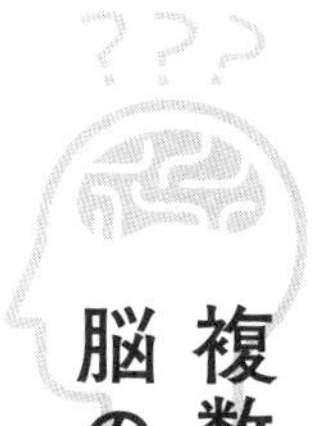

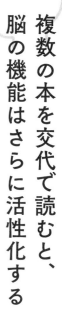

複数の本を交代で読むと、脳の機能はさらに活性化する

読書をはじめると没頭し、最後まで一心不乱に読み続ける人がいる。読書好きにはこういったタイプが多いだろう。登場人物になり切って本の世界に浸ることで、とても楽しい時間を過ごせる。ただし、読書によって脳を強く活性化させられるのは、1冊の本に没頭することではない。

じつは、複数の本をほぼ同時進行で読んだほうが脳は一層働く。仕事が終わったあと、帰りの電車でまずビジネス書を読み、切りの良いところで今度は読みかけのミステリーを開く。こうした切り替えが、脳を強く刺激。同時進行で物事を考え、記憶し、思い出すのに必要な機能が活性化するのだ。ビジネス書とミステリー、実用書とファンタジーというように、まったく違うジャンルの本を交互に読むのがおすすめだ。大きな切り替えが必要になるので、一層の脳力アップを図ることができる。

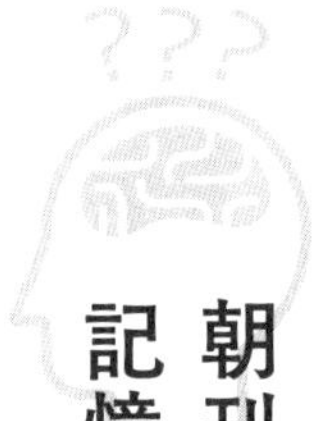

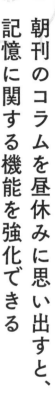

朝刊のコラムを昼休みに思い出すと、記憶に関する機能を強化できる

思い出す力を衰えさせないためには、いったん覚えたことをそのままにしておいてはいけない。繰り返し思い出す作業を行い、脳を刺激することが大切だ。本を読み終えた場合も、書かれていたことをときどき思い出すようにしよう。

思い出すトレーニングでおすすめなのが、新聞の朝刊の1面下段に掲載されているコラム。600字程度と短いので、内容を頭に入れやすい。ただ読み飛ばすのではなく、ちゃんと覚えるつもりで読んでみよう。

そして4~5時間たったら、昼食を取りながらでも、どういったことが書かれていたのか思い出す。全体の趣旨だけではなく、心に残ったフレーズ、書き出し、締めくくりの1行など、いろいろなことを記憶から引っ張り出そう。こうした思い出す作業を習慣にすることによって、記憶に関する脳の機能を強化することが可能だ。

「楽しみ」ながら物忘れをなくす習慣

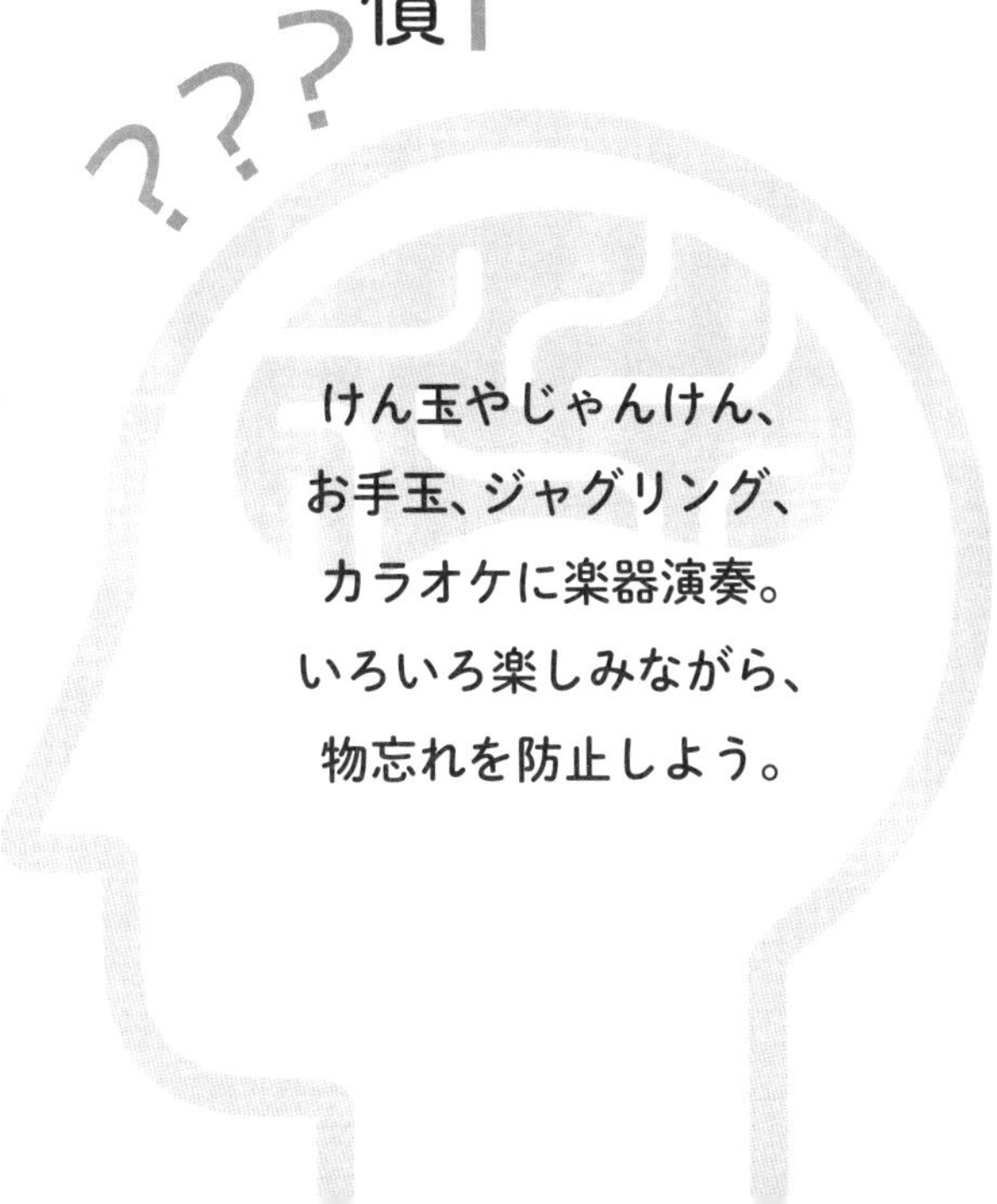

けん玉やじゃんけん、
お手玉、ジャグリング、
カラオケに楽器演奏。
いろいろ楽しみながら、
物忘れを防止しよう。

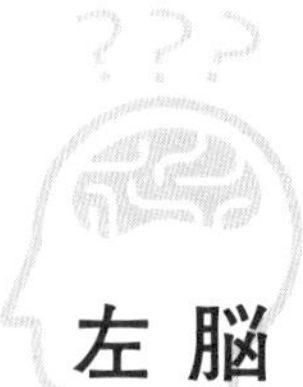

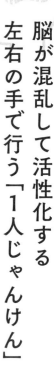

脳が混乱して活性化する 左右の手で行う「1人じゃんけん」

仕事や日常生活で手や指をよく使う人は、脳の老化する進行が遅いとされる。「手は第2の脳」といわれるゆえんだ。この体のメカニズムを利用し、手の指をちょっとややこしく使うことによって、脳の活性化を図ってみよう。

おすすめするのは、遊び感覚のトレーニング「1人じゃんけん」。左右の手でじゃんけんをするという簡単なゲームだ。右手と左手で別々の動きをするのがポイントで、脳が混乱して一層働き、血流が促進するのが期待できる。

右手は「グー」「チョキ」「パー」の順番に出し、左手はこれに必ず勝つようにする。5~10セット行ったら、今度は左手が負けるように出す。その次は左右の手を逆にして、同じように「1人じゃんけん」をしてみよう。うまくできない場合、脳の機能が低下しているのかもしれない。スムーズにできるように頑張ろう。

脳の機能アップに効果がある
ジャグリングやお手玉

脳は老化によって萎縮し、いったん神経細胞が減ったら、もうもとには戻らない。こう信じている人はいないだろうか。しかし、脳は効果的な訓練をすることによって、体積そのものを増やしたり、機能を回復したりすることができる。

物忘れが気になる人に、心強い研究を紹介しよう。イギリスの研究で、ジャグリングの基本的な技を6週間練習してもらったところ、脳のある部分に重要な変化が見られたというものだ。やや複雑な運動をすることによって、脳の機能は回復する可能性があることを示している。ジャグリングやお手玉をやりながら足踏みをする、あるいは軽く前後左右に動くとなおいいだろう。典型的なデュアルタスクになり、ワーキングメモリが働いて、物忘れを予防することが期待できる。

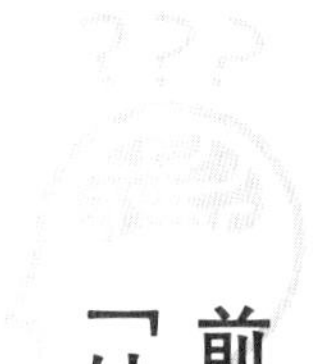

前頭前野を活性化させるため、「けん玉」で難しい技に挑戦！

けん玉なんて、子どもの遊びでしょ。こういった考えを持っている人は残念だ。楽しく遊べるのはもちろん、脳に対しても素晴らしく有効に働くので、趣味のひとつとして改めて注目してみよう。

物忘れに関係する前頭前野を活性化させるには、難しくてなかなかできないことに挑戦するのが効果的。簡単にできる技をやると楽だが、その分、思考にかかわる前頭前野は活性化しないのだ。

けん玉の場合、利き手ではないほうの手で扱うと、基本的な技でも途端に難しくなるので試してみよう。利き手でやるのなら、「小皿」「大皿」「けん先」の順にテンポ良くのせていく「日本一周」、玉を持ってけん玉本体を振り上げて玉にのせる「灯台」などの大技にトライしてみたい。

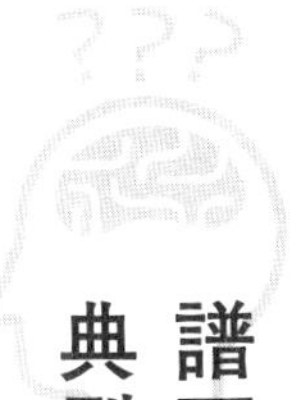

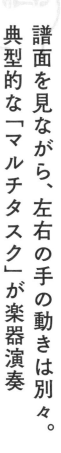

譜面を見ながら、左右の手の動きは別々。典型的な「マルチタスク」が楽器演奏

楽しく行える趣味のなかでも、典型的なマルチタスクが楽器演奏だ。音を奏でているうちに、脳はフル回転して活性化する。

楽器の演奏をするには、体の様々なところを使う。ギターの場合、片方の手の指で弦を押さえ、もう片方の手の指で弦を弾くというまったく違う動きが必要だ。小学生の子どもが習うハーモニカやリコーダーも、左右の手が複雑な違う動き方をする。ピアノやオルガンにいたっては足まで使う。こういった動作をこなすなかで、脳が活性化しないわけがない。

しかも、楽器の演奏は譜面を見ながら行うことが多い。目で譜面を追い、頭で理解しつつ、体を使って演奏する。ものすごく脳を駆使する「ながら作業」なのだ。物忘れが気になり出したら、何でもいいので楽器の演奏をはじめることをおすすめする。

カラオケは脳にとても良く効き、古い記憶を思い出す効果もある

子どもから学生、社会人、お年寄りまで、幅広い年代に好まれているカラオケ。ストレスを発散できるのはもちろん、歌ったあとは血圧が下がるといった研究もあり、心身の健康に意外なほど有効な遊びだ。

カラオケには記憶を脳の倉庫のなかから引き出す効果もある。懐かしい曲を歌っているうちに、当時の思い出がよみがえったことのある人は多いだろう。どういう思いでこの曲を聴いていたのか、どういった場面で流れていたのか、といったことが頭に浮かぶ。歌うことによって脳が活性化し、記憶のネットワークがつながったわけだ。

歌詞を見ないで歌うと、脳の活力は一層アップ。記憶のなかから思い出しながら歌うことで、脳力アップに有効なデュアルタスクになる。リズムを取りながら体を動かす、足踏みをするといった動作を交えると、脳トレとしてさらに効果的だ。

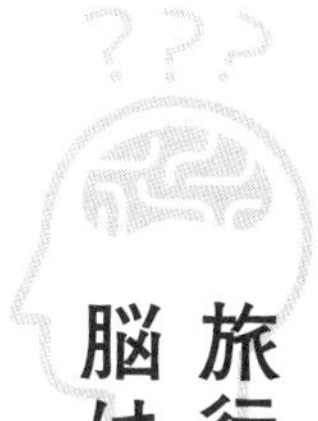

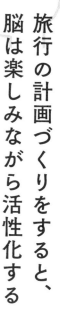

旅行の計画づくりをすると、脳は楽しみながら活性化する

日常を忘れる旅行はストレス解消に絶好。もちろん、心身に良い影響を与えるが、ここではその前段階のことをテーマにしたい。旅行に向けた計画づくりだ。

旅行の計画を立てる場合、脳はいくつものことを同時に考える。宿泊先ひとつ取ってみても、ゆっくりくつろげる旅館か、リッチな気分になれるリゾートホテルか、低予算で地元の人との交流も楽しめる民宿か、と選択肢はいろいろある。パンフレットやホームページを見ながら、いっしょに行く人の好み、年齢なども頭に思い浮かべ、同時に予算も考えながら候補を絞っていく。このように、複数の要素を同時に考えることによって、脳は活性化するのだ。

あれこれ考えながらメモしたり、ざっくりと日程を書き留めたりするのもデュアルタスクの範ちゅう。旅先に楽しく思いを馳せながら、脳力アップをはかってみよう。

本文デザイン／青木佐和子
本文イラスト／まつむらあきひろ
編集協力／編集工房リテラ（田中浩之）

《主な参考文献》

■『料理と栄養の科学』（監修・渋川祥子・牧野直子／新星出版社）
■『アスタキサンチン摂取は軽運動による海馬機能向上効果をさらに増強する』（筑波大学）
■『SAPIO』2015年9月号（小学館）
■『九州医事新報』2015年3月号（九州医事新報社）
■『もの忘れをこれ以上増やしたくない人が読む本』（松原英多／講談社）
■『人の名前が出てこなくなったときに読む本』（松原英多／KKロングセラーズ）
■『ボケない！〝元気脳〟のつくり方』（遠藤英俊／世界文化社）
■『もの忘れを90％防ぐ方法』（米山公啓／三笠書房）
■『60歳からの「脳にいいこと」習慣』（久保田競）
■『脳が若返るまいにちの習慣』（広川慶裕／サンマーク出版）
■『「名前が出ない」がピタッとなくなる覚え方』（宇都出雅巳／マガジンハウス）
■『脳が若返る歩き方』（美野田啓二／中経出版）
■『頭を良くしたければ体を鍛えなさい』（陳冲、望月泰博／中央公論新社）
■『もの忘れと記憶の科学』（五日市哲雄・著、田中冨久子・監修／日刊工業新聞社）
■『物忘れは改善できる』（田澤俊明、成瀬宇平・監修／主婦の友社）
■『歩く人はなぜ「脳年齢」が若いか？』（大島清／新講社）
■『生涯健康脳』（瀧靖之／幻冬舎）
■『脳の老化を止めたければ歯を守りなさい！』（長谷川嘉哉／かんき出版）

■『脳の働きをまもるウォーキングのすすめ』（宮下充正／杏林書院）
■『ボケない暮らし30カ条』（朝田 隆／法研）
■『あなたのその「忘れもの」コレで防げます』（芳賀 繁／ＮＨＫ出版）
■『いくつになっても脳は磨ける』（築山 節／講談社）
■『「ほら、あれだよ、あれ」がなくなる本』（茂木健一郎、羽生善治／徳間書店）
■『脳を強化する読書術』（加藤俊徳／朝日新聞出版）
■『ガッテン！暮らし劇的大革命』（ＮＨＫ「ガッテン！」制作班・編／ＮＨＫ出版）
■『女子栄養大学の１００歳までボケない健康レシピ』（香川靖雄・監修／世界文化社）
■『おいしい脳活レシピ１００』（わかさ出版）
■『ボケないレシピ』（麻生れいみ・著、丸山道生・監修／光文社）
■『日経おとなのＯＦＦ「歩く」はすごい！』（日経ＢＰ社）
■『ＮＨＫガッテン！体も心も老けない新「呼吸法」』（主婦と生活社）
■『ＮＨＫガッテン！脳の老化を防ぐ食べ方、暮らし方』（主婦と生活社）
■『ＮＨＫガッテン！認知症を防ぐ！脳若返り科学ワザ』（主婦と生活社）
■『ＮＨＫためしてガッテン！脳力アップ簡単スゴ技スペシャル25』（主婦と生活社）
■『ＮＨＫあさイチマガジンＶＯＬ．１』（宝島社）
■『別冊ＮＨＫきょうの健康 認知症』（ＮＨＫ出版）

《主な参考ホームページ》

- 農林水産省…朝ごはんを食べないと？
- 文部科学省…食品成分データベース
- 厚生労働省 e－ヘルスネット…アルコールと認知症
- 公益財団法人 日本精神衛生会…こころの健康シリーズⅡ（高齢者のメンタルヘルス）
- 公益財団法人 長寿科学振興財団…健康長寿ネット
- 一般社団法人 日本生活習慣病予防協会…最近の関連情報・ニュース
- 国立研究開発法人 国立精神・神経医療研究センター…2014年農林水産研究成果10大トピックスに選定
- 国立研究開発法人 国立長寿医療研究センター…健やかな高齢期をめざして
- 一般社団法人 日本フィトセラピー協会…ハンドマッサージによる健康な人の変化
- ユースキン製薬…自分でできるマッサージ
- 丸大食品…プレスリリース
- 日本予防医薬…大注目の抗疲労成分「イミダゾールペプチド」
- 糖尿病ネットワーク…間食のジャンル・食品別データ
- 認知症ねっと…「軽度アルツハイマーの症状が改善」プラズマローゲンとは
- ニューズウィーク…カレーを毎日食べると記憶力が向上、認知症の予防にも
- 日経Ｇｏｏｄａｙ30＋…お酒を飲むと脳が縮む では休肝日を設ければ大丈夫？
- ＬＩＶＩＮＧくらしナビ…前頭葉の血流アップ！認知症の症状に変化がみられたレモングラスの香り

青春新書
PLAYBOOKS

人生を自由自在に活動《プレイ》する

人生の活動源として

いま要求される新しい気運は、最も現実的な生々しい時代に吐息する大衆の活力と活動源である。

文明はすべてを合理化し、自主的精神はますます衰退に瀕し、自由は奪われようとしている今日、プレイブックスに課せられた役割と必要は広く新鮮な願いとなろう。

いわゆる知識人にもとめる書物は数多く窺うまでもない。

本刊行は、在来の観念類型を打破し、謂わば現代生活の機能に即する潤滑油として、逞しい生命を吹込もうとするものである。

われわれの現状は、埃りと騒音に紛れ、雑踏に苛まれ、あくせく追われる仕事に、日々の不安は健全な精神生活を妨げる圧迫感となり、まさに現実はストレス症状を呈している。

プレイブックスは、それらすべてのうっ積を吹きとばし、自由闊達な活動力を培養し、勇気と自信を生みだす最も楽しいシリーズたらんことを、われわれは鋭意貫かんとするものである。

―創始者のことば― 小澤和一

編者紹介

ホームライフ取材班

「暮らしをもっと楽しく！ もっと便利に！」をモットーに、日々取材を重ねているエキスパート集団。取材の対象は、料理、そうじ、片づけ、防犯など多岐にわたる。その取材力、情報網の広さには定評があり、インターネットではわからない、独自に集めたテクニックや話題を発信し続けている。

ちょっとした刺激《しげき》で
「物忘《ものわす》れ」がなくなる脳《のう》の習慣《しゅうかん》 青春新書 PLAYBOOKS

2020年7月25日　第1刷
2021年1月15日　第2刷

編　者　ホームライフ取材班《しゅざいはん》

発行者　小澤源太郎

責任編集　株式会社プライム涌光

電話　編集部　03(3203)2850

発行所　東京都新宿区若松町12番1号 〒162-0056　株式会社青春出版社

電話　営業部　03(3207)1916　振替番号　00190-7-98602

印刷・三松堂　製本・フォーネット社

ISBN978-4-413-21165-9